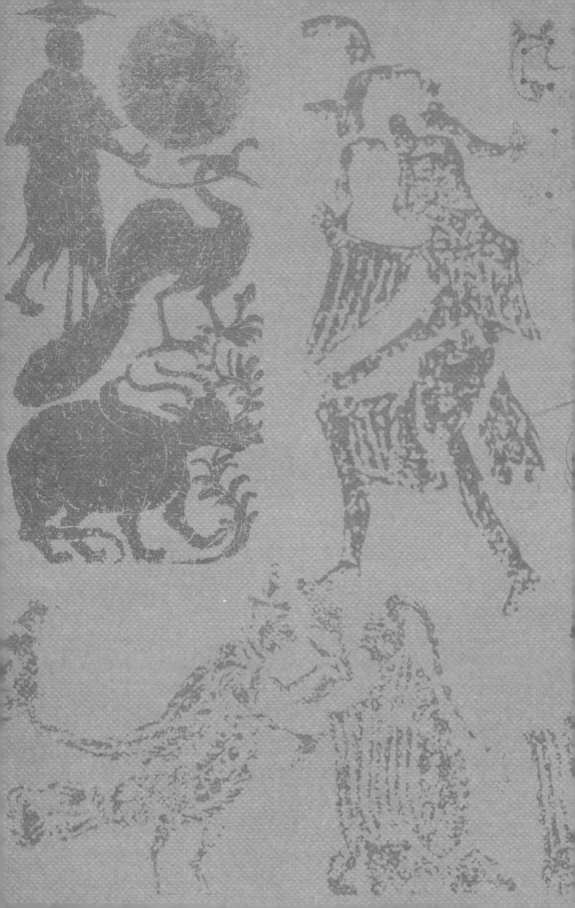

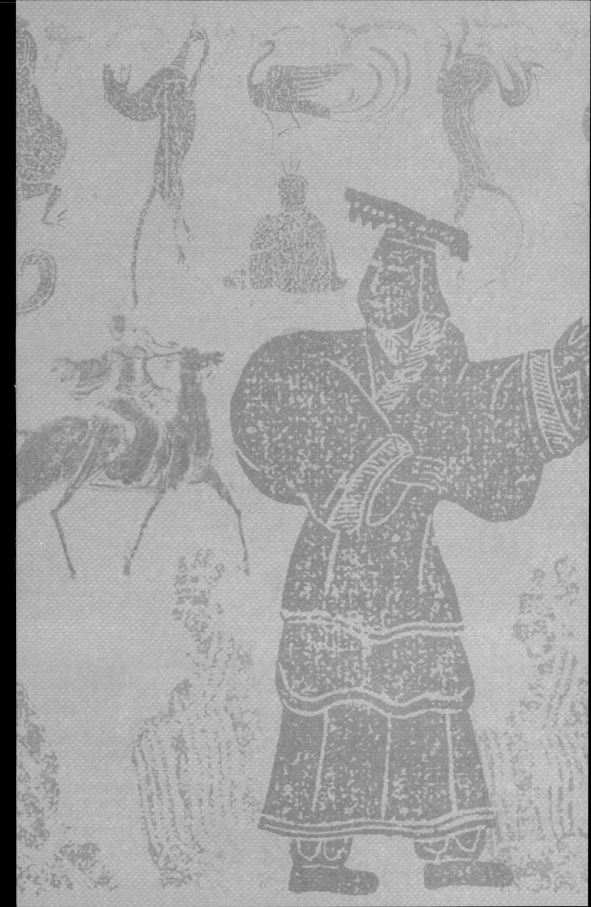

中国古医籍整理丛书

古 方 汇 精

清·爱虚老人 编

邢玉瑞 林 洁 康兴军 校注

中国中医药出版社

·北 京·

图书在版编目（CIP）数据

古方汇精／（清）爱虚老人编；邢玉瑞，林洁，康
兴军校注 . —北京：中国中医药出版社，2016.11
（中国古医籍整理丛书）
ISBN 978 - 7 - 5132 - 3516 - 7

Ⅰ . ①古… Ⅱ . ①爱… ②邢…③林…④康…
Ⅲ . ①方书—中国—古代 Ⅳ . ①R289.32

中国版本图书馆 CIP 数据核字（2016）第 157101 号

中 国 中 医 药 出 版 社 出 版
北京市朝阳区北三环东路 28 号易亨大厦 16 层
邮政编码 100013
传真 010 64405750
保定市中画美凯印刷有限公司印刷
各地新华书店经销
*
开本 710 × 1000 1/16 印张 11.5 字数 86 千字
2016 年 11 月第 1 版 2016 年 11 月第 1 次印刷
书 号 ISBN 978 - 7 - 5132 - 3516 - 7
*
定价 35.00 元
网址 www.cptcm.com

前　言

中医药古籍是传承中华优秀文化的重要载体，也是中医学传承数千年的知识宝库，凝聚着中华民族特有的精神价值、思维方法、生命理论和医疗经验，不仅对于传承中医学术具有重要的历史价值，更是现代中医药科技创新和学术进步的源头和根基。保护和利用好中医药古籍，是弘扬中国优秀传统文化、传承中医学术的必由之路，事关中医药事业发展全局。

1949 年以来，在政府的大力支持和推动下，开展了系统的中医药古籍整理研究。1958 年，国务院科学规划委员会古籍整理出版规划小组在北京成立，负责指导全国的古籍整理出版工作。1982 年，国务院古籍整理出版规划小组召开全国古籍整理出版规划会议，制定了《古籍整理出版规划（1982—1990）》，卫生部先后下达了两批 200 余种中医古籍整理任务，掀起了中医古籍整理研究的新高潮，对中医文化与学术的弘扬、传承和发展，发挥了极其重要的作用，产生了不可估量的深远影响。

2007 年《国务院办公厅关于进一步加强古籍保护工作的意见》明确提出进一步加强古籍整理、出版和研究利用，以及

"保护为主、抢救第一、合理利用、加强管理"的方针。2009年《国务院关于扶持和促进中医药事业发展的若干意见》指出，要"开展中医药古籍普查登记，建立综合信息数据库和珍贵古籍名录，加强整理、出版、研究和利用"。《中医药创新发展规划纲要（2006—2020)》强调继承与创新并重，推动中医药传承与创新发展。

2003~2010年，国家财政多次立项支持中国中医科学院开展针对性中医药古籍抢救保护工作，在中国中医科学院图书馆设立全国唯一的行业古籍保护中心，影印抢救濒危珍本、孤本中医古籍1640余种；整理发布《中国中医古籍总目》；遴选351种孤本收入《中医古籍孤本大全》影印出版；开展了海外中医古籍目录调研和孤本回归工作，收集了11个国家和2个地区137个图书馆的240余种书目，基本摸清流失海外的中医古籍现状，确定国内失传的中医药古籍共有220种，复制出版海外所藏中医药古籍133种。2010年，国家财政部、国家中医药管理局设立"中医药古籍保护与利用能力建设项目"，资助整理400余种中医药古籍，并着眼于加强中医药古籍保护和研究机构建设，培养中医古籍整理研究的后备人才，全面提高中医药古籍保护与利用能力。

在此，国家中医药管理局成立了中医药古籍保护和利用专家组和项目办公室，专家组负责项目指导、咨询、质量把关，项目办公室负责实施过程的统筹协调。专家组成员对古籍整理研究具有丰富的经验，有的专家从事古籍整理研究长达70余年，深知中医药古籍整理研究的重要性、艰巨性与复杂性，履行职责认真务实。专家组从书目确定、版本选择、点校、注释等各方面，为项目实施提供了强有力的专业指导。老一辈专家的学术水平和智慧，是项目成功的重要保证。项目承担单位山东中医药大学、南京中医药大学、上海中医药大学、福建中医药大学、浙江省中医药研究院、陕西省中医药研究院、河南省中医药研究院、辽宁中医药大学、成都中医药大学及所在省市中医药管理部门精心组织，充分发挥区域间互补协作的优势，并得到承担项目出版工作的中国中医药出版社大力配合，全面推进中医药古籍保护与利用网络体系的构建和人才队伍建设，使一批有志于中医学术传承与古籍整理工作的人才凝聚在一起，研究队伍日益壮大，研究水平不断提高。

本着"抢救、保护、发掘、利用"的理念，该项目重点选择近60年未曾出版的重要古医籍，综合考虑所选古籍的保护价值、学术价值和实用价值。400余种中医药古籍涵盖了医经、基础理论、诊法、伤寒金匮、温病、本草、方书、内科、外科、女科、儿科、伤科、眼科、咽喉口齿、针灸推拿、养生、医案医话医论、医史、临证综合等门类，跨越唐、宋、金元、明以迄清末。全部古籍均按照项目办公室组织完成的行业标准《中医古籍整理规范》及《中医药古籍整理细则》进行整理校注，绝大多数中医药古籍是第一次校注出版，一批孤本、稿本、抄本更是首次整理面世。对一些重要学术问题的研究成果，则集中收录于各书的"校注说明"或"校注后记"中。

"既出书又出人"是本项目追求的目标。近年来，中医药古籍整理工作形势严峻，老一辈逐渐退出，新一代普遍存在整理研究古籍的经验不足、专业思想不坚定等问题，使中医古籍整理面临人才流失严重、青黄不接的局面。通过本项目实施，搭建平台，完善机制，培养队伍，提升能力，经过近5年的建设，锻炼了一批优秀人才，老中青三代齐聚一堂，有效地稳定了研究队伍，为中医药古籍整理工作的开展和中医文化与学术的传承提供必备的知识和人才储备。

本项目的实施与《中国古医籍整理丛书》的出版，对于加强中医药古籍文献研究队伍建设、建立古籍研究平台，提高古籍整理水平均具有积极的推动作用，对弘扬我国优秀传统文化，推进中医药继承创新，进一步发挥中医药服务民众的养生保健与防病治病作用将产生深远影响。

第九届、第十届全国人大常委会副委员长许嘉璐先生，国家卫生计生委副主任、国家中医药管理局局长、中华中医药学会会长王国强先生，我国著名医史文献专家、中国中医科学院马继兴先生在百忙之中为丛书作序，我们深表敬意和感谢。

由于参与校注整理工作的人员较多，水平不一，诸多方面尚未臻完善，希望专家、读者不吝赐教。

国家中医药管理局中医药古籍保护与利用能力建设项目办公室
二〇一四年十二月

许 序

"中医"之名立，迄今不逾百年，所以冠以"中"字者，以别于"洋"与"西"也。慎思之，明辨之，斯名之出，无奈耳，或亦时人不甘泯没而特标其犹在之举也。

前此，祖传医术（今世方称为"学"）绵延数千载，救民无数；华夏屡遭时疫，皆仰之以度困厄。中华民族之未如印第安遭染殖民者所携疾病而族灭者，中医之功也。

医兴则国兴，国强则医强。百年运衰，岂但国土肢解，五千年文明亦不得全，非遭泯灭，即蒙冤扭曲。西方医学以其捷便速效，始则为传教之利器，继则以"科学"之冕畅行于中华。中医虽为内外所夹击，斥之为蒙昧，为伪医，然四亿同胞衣食不保，得获西医之益者甚寡，中医犹为人民之所赖。虽然，中国医学日益陵替，乃不可免，势使之然也。呜呼！覆巢之下安有完卵？

嗣后，国家新生，中医旋即得以重振，与西医并举，探寻结合之路。今也，中华诸多文化，自民俗、礼仪、工艺、戏曲、历史、文学，以至伦理、信仰，皆渐复起，中国医学之兴乃属必然。

迄今中医犹为国家医疗系统之辅,城市尤甚。何哉?盖一则西医赖声、光、电技术而于20世纪发展极速,中医则难见其进。二则国人惊羡西医之"立竿见影",遂以为其事事胜于中医。然西医已自觉将入绝境:其若干医法正负效应相若,甚或负远逾于正;研究医理者,渐知人乃一整体,心、身非如中世纪所认定为二对立物,且人体亦非宇宙之中心,仅为其一小单位,与宇宙万象万物息息相关。认识至此,其已向中国医学之理念"靠拢"矣,虽彼未必知中国医学何如也。唯其不知中国医理何如,纯由其实践而有所悟,益以证中国之认识人体不为伪,亦不为玄虚。然国人知此趋向者,几人?

国医欲再现宋明清高峰,成国中主流医学,则一须继承,一须创新。继承则必深研原典,激清汰浊,复吸纳西医及我藏、蒙、维、回、苗、彝诸民族医术之精华;创新之道,在于今之科技,既用其器,亦参照其道,反思己之医理,审问之,笃行之、深化之,普及之,于普及中认知人体及环境古今之异,以建成当代国医理论。欲达于斯境,或需百年欤?予恐西医既已醒悟,若加力吸收中医精粹,促中医西医深度结合,形成21世纪之新医学,届时"制高点"将在何方?国人于此转折之机,能不忧虑而奋力乎?

予所谓深研之原典,非指一二习见之书、千古权威之作;就医界整体言之,所传所承自应为医籍之全部。盖后世名医所著,乃其秉诸前人所述,总结终生行医用药经验所得,自当已成今世、后世之要籍。

盛世修典,信然。盖典籍得修,方可言传言承。虽前此50余载已启医籍整理、出版之役,惜旋即中辍。阅20载再兴整理、出版之潮,世所罕见之要籍千余部陆续问世,洋洋大观。

今复有"中医药古籍保护与利用能力建设"之工程，集九省市专家，历经五载，董理出版自唐迄清医籍，都400余种，凡中医之基础医理、伤寒、温病及各科诊治、医案医话、推拿本草，俱涵盖之。

噫！璐既知此，能不胜其悦乎？汇集刻印医籍，自古有之，然孰与今世之盛且精也！自今而后，中国医家及患者，得览斯典，当于前人益敬而畏之矣。中华民族之屡经灾难而益蕃，乃至未来之永续，端赖之也，自今以往岂可不后出转精乎？典籍既蜂出矣，余则有望于来者。

谨序。

第九届、十届全国人大常委会副委员长

许嘉璐

二〇一四年冬

王 序

中医学是中华民族在长期生产生活实践中，在与疾病作斗争中逐步形成并不断丰富发展的医学科学，是中国古代科学的瑰宝，为中华民族的繁衍昌盛作出了巨大贡献，对世界文明进步产生了积极影响。时至今日，中医学作为我国医学的特色和重要医药卫生资源，与西医学相互补充、相互促进、协调发展，共同担负着维护和促进人民健康的任务，已成为我国医药卫生事业的重要特征和显著优势。

中医药古籍在存世的中华古籍中占有相当重要的比重，不仅是中医学术传承数千年最为重要的知识载体，也是中医为中华民族繁衍昌盛发挥重要作用的历史见证。中医药典籍不仅承载着中医的学术经验，而且蕴含着中华民族优秀的思想文化，凝聚着中华民族的聪明智慧，是祖先留给我们的宝贵物质财富和精神财富。加强对中医药古籍的保护与利用，既是中医学发展的需要，也是传承中华文化的迫切要求，更是历史赋予我们的责任。

2010 年，国家中医药管理局启动了中医药古籍保护与利用能力建设项目。这既是传承中医药的重要工程，也是弘扬优秀民族文化的重要举措，不仅能够全面推进中医药的有效继承和创新发展，为维护人民健康做出贡献，也能够彰显中华民族的璀璨文化，为实现中华民族伟大复兴的中国梦作出贡献。

相信这项工作一定能造福当今，嘉惠后世，福泽绵长。

国家卫生和计划生育委员会副主任

国家中医药管理局局长

中华中医药学会会长

王国强

二〇一四年十二月

王序

二

马　序

　　新中国成立以来，党和国家高度重视中医药事业发展，重视古籍的保护、整理和研究工作。自 1958 年始，国务院先后成立了三届古籍整理出版规划小组，分别由齐燕铭、李一氓、匡亚明担任组长，主持制订了《整理和出版古籍十年规划（1962—1972）》《古籍整理出版规划（1982—1990）》《中国古籍整理出版十年规划和"八五"计划（1991—2000）》等，而第三次规划中医药古籍整理即纳入其中。1982 年 9 月，卫生部下发《1982—1990 年中医古籍整理出版规划》，1983 年 1 月，中医古籍整理出版办公室正式成立，保证了中医古籍整理出版规划的实施。2002 年 2 月，《国家古籍整理出版"十五"（2001—2005）重点规划》经新闻出版署和全国古籍整理出版规划领导小组批准，颁布实施。其后，又陆续制定了国家古籍整理出版"十一五"和"十二五"重点规划。国家财政多次立项支持中国中医科学院开展针对性中医药古籍抢救保护工作，文化部在中国中医科学院图书馆专门设立全国唯一的行业古籍保护中心，国家先后投入中医药古籍保护专项经费超过 3000 万元，影印抢救濒危珍、善、孤本中医古籍1640余种，开展了海外中医古籍目录调研和孤本回归工作。2010年，国家财政部、国家中医药管理局安排国家公共卫生专项资金，设立了"中医药古籍保护与利用能力建设项目"，这是继1982~1986年第一批、第二批重要中医药古籍整理之后的又一次大规模古籍整理工程，重点整理新中国成立后未曾出版的重要古籍，目标是形成并普及规范的通行本、传世本。

为保证项目的顺利实施，项目组特别成立了专家组，承担咨询和技术指导，以及古籍出版之前的审定工作。专家组中的许多成员虽逾古稀之年，但老骥伏枥，孜孜不倦，不仅对项目进行宏观指导和质量把关，更重要的是通过古籍整理，以老带新，言传身教，培养一批中医药古籍整理研究的后备人才，促进了中医药古籍保护和研究机构建设，全面提升了我国中医药古籍保护与利用能力。

作为项目组顾问之一，我深感中医药古籍保护、抢救与整理工作的重要性和紧迫性，也深知传承中医药古籍整理经验任重而道远。令人欣慰的是，在项目实施过程中，我看到了老中青三代的紧密衔接，看到了大家的坚持和努力，看到了年轻一代的成长。相信中医药古籍整理工作的将来会越来越好，中医药学的发展会越来越好。

欣喜之余，以是为序。

中国中医科学院研究员

马继兴

二〇一四年十二月

校注说明

  《古方汇精》共五卷，书前有"弁言"一篇，署为"爱虚老人序"，其后有"嘉庆九年岁次甲子三月京江尊仁堂刊送"字样，由此推断其书刊行于清嘉庆九年（1804）。爱虚老人，姓名、里籍、生卒年均不详。其书"参考诸方，推求善本，是又合古人之精而得精，并精古人之精而为精，此所谓汇精也"，为精选方药的专书。全书汇录古医书中的有效成方及单验方凡400余首，分内症、外科、妇科、儿科、奇症五门。各门先设小引，以明该门制方大法，继之分列诸方，各方注明其主治、处方及炮制、使用方法。另外，对妇人胎产、小儿变蒸、疮疡辨证等亦有所论述。

  《古方汇精》所收录方剂的特点主要有两个方面：一是"所录之方，俱系参考诸书，择其善本，详加校订"，不仅保存了古代方剂文献，而且较为精当实用，咸丰十年刻本李培德序谓："当刊此本之时，立局施药，按疾取用，无不立愈。于此见古人之功至钜，而是编之采择精当，善著于古人之功，亦非浅鲜也。"故该书大多数方剂也被《中医方剂大辞典》收录，并标明方剂来源为《古方汇精》；二是基于"症因客感，治宜攻散者，亦惟中病而止，无敢过任克伐，致伤元气"的诊疗思想，"兹所辑方，总以固养元气为主"，所收录方剂补益方剂相对较多。另外，作者认为"妇人胎产，小儿初生，尤为紧要"，故采录《达生论》《变蒸考》，专论妇人胎产应注意事项以及小儿变蒸等问题，是该书中少有的理论阐述。虽然作者认为"是编简册无多，俱系经验"，"刊布流传，功莫大焉"。但"奇急"一门所论常用急救方法，由于现代科学技术的进步，大多数方法已不适应用现代临床实际。

据《中国中医古籍总目》记载，《古方汇精》现存清嘉庆九年（1804）京江尊仁堂刻本，为该书最早版本，流传较广，今多家图书馆有藏。另有清道光三年（1823）刻本（残）、清咸丰十年（1860）怀德堂刻本，及未注明刻本1种。尚有抄本4种，其最早者为清道光六年（1826）所抄。民国年间裴庆元辑《珍本医书集成》，收入《古方汇精》。清道光三年刻本（残）与清道光六年抄本均没有记录馆藏地点。经经细比对，清咸丰十年京江怀德堂刻本与清嘉庆九年京江尊仁堂刻本内容一致。故此次整理，以清嘉庆九年（1804）京江尊仁堂刻本为底本，以上海世界书局《珍本医书集成》（1936）本为校本，并以《验方新编》《外科正宗》等为他校本。

具体整理原则如下：

1. 采用简体横排形式，并加用现代标点。

2. 凡底本中繁体字、俗字、异体字，径改为简体规范字，不出注。底本中古字、通假字，原文不改，于初见处出注说明。疑难、生僻字词酌加注释。

3. 凡底本中有脱误衍倒之处，信而有证者，予以改正，并出校说明；无确切证据者，出校存疑。

4. 凡底本与校本文字有异，而义皆可通者，原文不改，出注说明；而校本明显有误者，则不再出注。

5. 书中药物字形不规范者，除药物异名外，均以药物规范字律齐。

6. 方名后序数形式不一者，予以律齐，不出校。

7. 底本与卷五正文各条前原有提示符"一"，今一并删去。

8. 原文中所涉及人名、地名、书名、药名及专业术语等较为生疏者出注说明。

9. 原文中典故较为生疏者，简注说明其意义，并注明出处。

10. 原书无总目，有卷目，今据卷目编为总目，置正文前，删去原有卷目。

凡 例

古今方书，汗牛充栋，经验方本，刊刻亦多。兹于各方本择其屡效屡验者，分内、外、妇、儿四门，又附奇急一门，共五卷，名曰《古方汇精》，付之枣梨①，公诸当世，挂漏之讥，固所不免。

内外诸方，妇儿通用，其有专属妇儿者，列为专门。至妇人胎产，小儿初生，尤为紧要，特采录《达生论》《变蒸考》于后。

奇急一门，症非常见，仓猝奇险，迟则难救，故遍采诸方，以尽周急之义。

望闻问切，缺一不可，是编于各方下详列形症，不及脉理，盖脉理难言而形症易晓，有诸内形诸外，按症求治，斯为得之。

古今元气不同，医宗各家详言之矣。兹所辑方，总以固养元气为主。其症因客感，治宜攻散者，亦惟中病而止，无敢过任克伐，致伤元气。每门各辑小引，略陈要言，阅者幸无忽视。

是编所录之方，俱系参考诸书，择其善本，详加校订，以免讹错，采用者切勿妄议加减。

编内如六味、八珍、补中、归脾等方，习见诸书，原无庸载。兹因治症需用极多，查阅他本，一时未便，故备载之。

是编分定目录，编定号数，其有一方兼治数症，一症参用

---

① 枣梨：雕版印刷。古人雕版印书多用梨木、枣木，因称。

数方者，各于汤引下注明"见前""见后""某门""某类""某号"，以便查阅。惟奇急一门，有形症无名目，未列号数。

是编简册无多，俱系经验，或村居僻处，医远难求，或客旅舟车，便于携带，尤为得济，刊布流传，功莫大焉。

编内除煎剂各方，临症取用，其余各门类膏丹丸散，有一方兼治众症，费少功多者；有药难猝办，必须预为脩①合者，如能照方预择道地药材，制好贮收，随时见症施治，利济无穷。

---

① 脩：通"修"。《字汇补·肉部》："脩，与'修'通。"

弁　言

　　《难经》云：望而知之谓之神，闻而知之谓之圣。神圣之精意，不可得而传矣。然医之道，备乎阴阳气化，尽物性以尽人性，而显著者则在方书。慨自青囊①未传，肘后②未得，而古方之流播于世者，亦皆难阐其精焉，而莫谓无精之可阐也。且夫上药养命，中药养性，下药治病，治病之药，苟不通性命之故，则病亦安可治哉？然则病之治，治以方，而养命养性，所谓方之精也。嗟乎！《灵枢》《素问》，非不载籍极博而为人所乐称，第恐得其粗而遗其精。而古人之良法美意，不能面稽③于千百载以上，则亦如《广陵散》④之绝而不弹已。惟能得乎其精，则方之极奇辟者固以精而得精，方之极平淡者更以不精而得精。况由参考诸方，推求善本，是又合古人之精而得精，并精古人之精而为精，此所谓汇精也。昔孙思邈有《千金翼方》，陶宏景有《集验》五卷，皆流传后世，获济甚多。施药之功，又不若刊方流济之

---

　　① 青囊：装医书的袋子，喻医药。旧说华佗著有《青囊书》。
　　② 肘后：东晋葛洪曾撰《肘后备急方》，载急救易简药方，可悬于肘后，以备仓促。
　　③ 面稽：谓当面讨教。稽，考校。
　　④ 广陵散：古琴曲名，《晋书》载嵇康暮宿华阳亭，引琴而弹，得世外人传《广陵散》，后嵇康被杀，《广陵散》遂绝。今传《广陵散》最早者见明代朱权《神奇秘谱》。

功为最大，是编颜之曰《汇精》，即谓孙氏之《千金》、陶氏之《集验》也可。

爱虚老人序

嘉庆九年岁次甲子三月京江尊仁堂刊送

目　录

卷二　外科门

卷四　儿科门

卷五 奇急门

卷一　内症门

方首内症，内有自内出者，七情之所伤，有由外感者，六气之所客。而不但已也，凡饮食劳郁，皆触于外而中于内，凡风痹淫湿，皆积于内而达于外。矧元气日益薄，真精日易耗，其禀赋厚者，十无一二，其体质亏者，十得八九，虽有膏粱藜藿之别，而其中坚强者，大都不可多得。体此以制方，补益与和解并重，调理次重，攻下者间存一二，因人症而施之，可应手而效。勿以平易简便匆匆看过，以为无奇方必无奇效，则不明岐轩救世之苦心矣。辑内症。

大造丸一　治肾虚腰疼，羸瘦，恇怯①诸症。

白术　苡仁　沙苑子各二两

各取净末，用杜仲四两熬膏为丸，每服四钱，酒下。

坎离既济丹二　治心肾不交，彻夜无寐，骨蒸汗泄，阴阳两亏诸症。

川连二两　肉桂一两　炙甘草五钱

各取净末，蜜丸，每晚服三钱，酒下。

滋元饮三　治一切风痹挛痿，腰膝酸楚，筋脉不通，周身疼痛，并遗精白浊诸症。

---

① 恇（kuāng 筐）怯：恐惧畏缩。

熟地八两　麦冬四两　萸肉八钱　龙骨一两　元参　南沙参各三两　牛膝、虎骨各二两　桑枝　桂枝木　五味子各五钱

各取末，用南枣六两去皮核，煮烂，同熟地杵膏为丸，每服三钱，酒下。

五益膏四　治诸虚百损。

玉竹　黄芪蜜炙　白术土炒，各一斤　熟地酒洗　枸杞子酒洗，各八两

上方文火煎熬成膏，每早晚二钱，用酒一杯或开水一杯调下。

回元饮五　治经年头疼，终朝眩晕，诸虚百损，火嗽潮热等症。

熟地十两　萸肉四两　北五味　麦冬　甘菊各二两　川芎　元参　山药　当归各三两　玉竹八两　鸱鸮①脑一个，酒蒸炙，研

各取末，蜜丸，每服三钱，盐汤下。

益元煎六　治男妇小儿一切食积腹胀，气弱血衰诸症。

白术一斤　建曲六两　扁豆　广皮　麦芽　茯苓各八两　小蝉肝四两，即水鸡肝

蜜丸，每服一钱五分，米饮调下。

赞化血余丹七　此药大补气血，乌须发，壮形体，有

---

①　鸱鸮（chī xiāo 吃消）：鸟名，即猫头鹰。

培元赞化之功。

血余炙　熟地各八两，蒸捣　枸杞　当归　鹿角胶炒成珠

菟丝子制　杜仲盐水炒　小茴香略炒　巴戟肉酒浸，剥，炒干

白茯苓乳拌蒸　肉苁蓉酒洗，去鳞甲　胡桃肉各四两　党参

六两　何首乌四两，小黑豆汁拌蒸七次，如无黑豆，或人乳、牛乳

亦可

上炼蜜丸，每服二钱，开水送下。精滑，加白术、山

药各三两；便溏，去苁蓉，加补骨脂酒炒四两；阳虚痿

弱，加制附子五钱，上肉桂一两。

六味地黄丸八

治肾水亏损，小便淋闭，头目眩晕，腰腿酸软，阴虚

发热，自汗盗汗，憔悴瘦弱，失血失音，水泛为痰，病为

肿胀，壮水治火之剂也。

熟地八两，蒸捣　山茱萸　山药各四两　丹皮　白茯苓

泽泻各三两

上为细末，和地黄膏，加炼蜜为丸如桐子大，每服四

钱，空心食前开水、淡盐汤任下。如肾脏积热，症现耳鸣

目眩，烦渴火嗽，照方加知母、黄柏各一两；如腰膝阴

疼，寒积下焦，精冷腹痛等症，是火不足也，照方加上

桂、熟附子各一两。

玉液散九　治大便下血。

柞树皮　白芍　当归各二钱　地榆　丹参各一钱五分

熟地五钱　葛根八分　甘草一钱　黄连一钱五分，用吴萸四分同

炒，去吴萸

共为末，和匀，每服五钱，乌梅汤调下。

一方　槐花炒黑　扁柏叶炒黑　陈棕灰各等分

共为末，每服一钱，鲜生地五钱捣汁，冲汤和服。

补中益气汤十　治劳倦伤脾，中气不足，清阳不升，外感不解，体倦食少，寒热疟痢，气虚不摄血等症。

当归一钱　甘草炙　陈皮各五分　升麻　柴胡各四分
党参蜜水炙　黄芪蜜水炙，各三钱　白术一钱五分，炒

引加姜一片，枣三枚。

调理益气汤十一　治湿热所伤，体重烦闷，口失滋味，或痰嗽稠黏，寒热不调，体倦少食，脾虚泄泻等症，兼治虚人疟痢。

黄芪蜜水炙　党参各一钱五分，焙　苍术一钱，炒　橘红五分　木香煨　柴胡　升麻各四分　白蔻肉　炙甘草各三分

引加姜皮一分，小红枣三枚，空心服。

归脾汤十二　治思虑伤脾，不能摄血，致血妄行；或健忘怔忡，惊悸盗汗，嗜卧少食；或大便溏泄，心脾疼痛，疟痢郁结；或因病用药失宜，克伐伤脾，以致变症者，俱宜服之。

党参焙　黄芪蜜炙　炒白术各一钱五分　当归　茯苓各一钱　炒枣仁一钱二分　远志八分　木香四分，煨　炙甘草五分

引加圆眼肉七枚，煎成，食远服。如无痛郁等症，去木香；如燥热多汗，并去远志，加柴胡八分，炒山栀

一钱。

八珍汤十三　治气血两虚，肌热火嗽，皮寒骨痛，病后失调，饮食不香，兼治妇人经水不调，赤白带等症。

党参蜜水炙　熟地各三钱　当归　白术各一钱五分　炙甘草五分　川芎八分　白芍一钱　茯苓一钱五分

引加姜一片，枣二枚，或粳米百粒，白水煎服。

当归补血汤十四　治血气损伤，或因攻伐致虚，肌热口渴，目赤面红，脉大而虚，重按全无，及病因饥饱劳役者。

炙黄芪一两　当归三钱

白水煎，食远服。

黄芪六一汤十五　治阴阳俱虚，盗汗等症。

炙黄芪六钱　炙甘草一钱

白水煎，食远服。

敛气归源饮十六　治盗汗不止。

黄芪蜜炙　黑豆　浮麦

各等分，煎服。

五福饮十七　治五脏气血亏损，日晡潮热，阴虚盗汗，脾胃不香，疟痢反复，经久不愈，怔忡心悸，遗精滑脱等症。

党参蜜炙，五钱　熟地三钱　当归　炒白术各一钱五分
炙甘草一钱

引加生姜一片，水煎，食远温服。

六味回阳饮十八　治阴阳离脱，或中风不语，或胃口冷痛，肢寒汗溢，诸凡危症。

党参桂圆肉拌煮　大熟地各一两　制附子　炮姜各一钱　炙甘草八分　当归身四钱，如泄泻或血动者，以白术代之

白水，用武火煎，温服。如肉振汗多者，加炙黄芪五钱或一两；泄泻，加乌梅二个，或北五味二十粒；虚阳上浮者，加赤茯苓一钱；肝经郁滞者，加上桂一钱。

六味异功煎十九　治脾胃虚寒，呕吐泄泻，痹湿等症。

白术三钱　茯苓一钱五分　炙甘草八分　干姜四分，炒　陈皮一钱　党参桂圆肉汁制，四钱

白水煎服。

寿脾煎二十　治脾虚不能摄血等症，凡忧思郁怒积劳，及误用攻散之药，犯损脾阴，以致中气亏陷，神魂不宁，大便脱血不止，或妇人无火崩淋等症。凡兼呕恶，尤为危候，速宜用此，单救脾气，则统摄固而血自归源。此归脾汤之变方，其效如神。若犯此症，再用寒凉，胃气必脱，无不即死者。

白术三钱　远志五分，制　干姜炒黑　炙甘草各一钱　当归　山药各二钱　枣仁一钱五分，炒研　莲肉二十粒，去心，炒　党参一两，桂圆汁制

白水煎服。一二剂下血未止，加地榆一钱五分；大便滑脱不禁者，加醋炒文蛤一钱；小便遗浊虚滑者，加鹿角

霜二钱，为末，搅入药中服之；气虚甚者，加炙黄芪四钱；气陷而坠者，加炒升麻五分；兼溏泄者，加补骨脂一钱，炒用；阳虚畏寒者，加制附子一钱；血去过多，阴阳气馁，心跳不宁，加熟地八钱或一两。

金水六君煎二一 治肺肾虚寒，水泛为痰，或年迈阴虚，气血不足，外受风寒，咳嗽呕恶，多痰喘急等症。

茯苓 当归各二钱 熟地三钱 陈皮八分 制半夏一钱五分 炙甘草五分

引加生姜一大片，食远温服。如大便不实，去当归，加山药二钱；如痰盛气滞，胸膈不快，加白芥子七分；如阴寒盛，嗽不愈，加北细辛五分；如兼表邪寒热，加柴胡一钱。

香砂六君子汤二二 治中气虚滞，恶心胀满，或过服凉药，以致食少作呕等症。

党参三钱，炙 茯苓一钱 白术炒 制半夏各一钱五分 陈皮八分 砂仁六分 藿香五分 炙甘草三分

引加生姜一片，水煎服。

归芍二陈汤二三 治痰饮呕恶，风寒咳嗽，或头眩心悸，或中脘不快，或吃生冷饮酒过多，脾胃不和等症。

当归 白芍炒 广皮 茯苓各一钱 炙甘草五分 法制半夏三钱

引加生姜一片，枣二枚，食远服。

和兑饮二四 治新久咳嗽，未经见血者，三五服可

渐愈。

生姜汁一小匙　白蜜二匙

二味和匀，重汤①顿服。

绿豆饮二五　治诸火症热毒，烦渴喘嗽诸症。

用绿豆不拘多寡，宽汤煮糜烂，入盐少许，或蜜亦可，任意饮食之，日三四次。此物性非苦寒，不伤脾胃，且善于解毒除烦，退热止渴，大利小水，乃浅易之最佳最捷者也。

逍遥散二六　治肝脾血虚，及郁怒伤肝，少血目暗，发热胁痛等症。

当归一钱五分　白芍一钱　白术　茯神各一钱二分　甘草四分　柴胡六分

引加生姜一片，水煎服。照方加丹皮、炒山栀仁各七分，白水煎，或加姜皮半分，名加味逍遥散，治肝脾血虚发热，小水不利，兼胃痛由于实热者。

徙薪饮二七　治三焦浮火，肌里伏热，时或呛嗽，痰涎满口，或舌破，牙龈肿痛等症。

陈皮　丹皮各八分　黄芩炒　黄柏各一钱　赤芍　麦冬去心　赤茯苓各一钱五分　甘草五分

白水煎，食远温服。如多郁，气逆伤肝，胁痛甚，致下血者，加青皮、炒栀各四分。

---

①　重汤：隔水蒸煮。

益气培元饮二八　治遗精白浊，溺下砂淋，茎中痒痛，腰膝酸痛诸症。是症由于精满自溢，湿热积于膀胱者，十不一二；由于气虚思虑，过劳役伤，或强任房事，或病后失调，攻伐之过，致损脏气而成斯症者，十居八九。此古今元气不同之一，以是方与补中汤（方见前十）相间投之，可以渐愈。接服六味地黄汤（方见前八），加慎调摄，自无反复。切勿误投通利之药如大黄、通草之类，致益亏损，慎之，切慎之。

大熟地　制杜仲各三钱　丹皮八分　茯苓一钱二分　淮山药二钱　建泽泻五分　柴胡六分　当归　山萸肉　枸杞子炒白芍各一钱五分　甘草梢一钱

引加姜皮半分，南枣三枚。

偏痹症治法二九

凡偏痹症初起，卒然痰壅，昏迷撒手，遗便遗溺，牙关紧闭，用猪牙皂研细末，吹鼻内取嚏。用白矾、青盐各等分擦牙，涎出即开。随用二陈汤（见前二三），加上蟾酥五分，真西黄①、珍珠各五厘，血珀三分，研末，冲入灌之。俟痰涎或吐或下，人事渐醒，再服活络饮，并用蒸熨法。

附活络饮三十

淮牛膝　明天麻各一钱　防风八分　红花四分　生赤首

①　西黄：即牛黄。

乌　制赤首乌　生黄芪　熟黄芪　制杜仲　丹参各一钱五分

独支当归四钱　法制半夏三钱　桂枝五分

引加虎胶八分，淡酒一杯，顿化和服。

上方日服一剂，计服五剂，每日照后方蒸熨法，日三次，蒸熨五日，手足渐可屈伸，半身稍和，稍知痛痒。方内更加大熟地四钱，川芎八分，真橘红一钱，再投五剂，前后药渣存留晾干，加虎胫骨四钱，浸真麦酒三斤，随量温饮，可以渐愈。

附蒸熨方三一

真净檀香一两，锉①碎煎汤，隔布单，以半身置布单上熏蒸，加全当归六两，丹参、牛膝、桂枝各二两，红花五钱，葱六两，切碎，酒浸一宿，炒过，先制红兴布袋数个，将药分贮袋内，亦蒸香水上，随蒸随用药袋慢揉，日三次。

祛风散三二　治历节风痛，昼夜不止，半身不遂等症。

虎胫骨一两，炙酥，为末　没药五钱 为末

二味和匀，每服一钱，温酒调服。

附药酒方三三

黑料豆一升，形小如腰子样者佳　油松节四两，锉②碎　白蜜一斤

取好陈麦烧酒十五斤，重汤煮一炷香，出火气，早晚

---

①　锉：原作"砗"，据文义改。

②　锉：原作"砗"，据《验方新编》卷十四改。

随量温饮。

滋源饮三四　治饮食下咽即消，心烦咽渴，面赤舌燥，彻夜无寐，小便赤涩，大便燥结等症。

鲜生地一两，捣汁　洋参二钱，蜜炙　甘草五分，微炙枣仁炒　茯神　麦冬去心，朱砂一分染，各二钱①

用洋参等五味，白水煎成，冲生地汁服，日二剂，旬日取效，接服六味丸（方见前八）可愈。

戊己丸三五　治反胃膈噎。

熟地八两，杵膏　黄肉三两　当归　麦冬去心　苡仁牛膝各二两　白芥子　元参各一两　丹参一两五钱　北五味五钱

各取净末，用生姜六两取汁，和炼蜜，同熟地杵膏为丸，每服二钱，渐加至三四钱，老米三钱煎汤，调下。

一方　用猫胎胞，新瓦炭火炙干，研细末，每服三分，好酒送下。粒米不下者，五六次愈。酒内不可有烧酒气。

一方　用陈仓米一斗，同山黄土炒令米熟，去土为末，以粟米煎汤调下。再用白水牛喉管一条，去两头节并筋膜脂肉，节节取下，以米醋一碗浸之，频翻动令匀，微火炙干，醋淬，再炙再淬，醋干为度，勿见日色，只宜火焙，研细末，厚纸包好收。或遇阴湿时，连纸微火烘焙收

---

① 麦冬去心……各二钱：原作"麦冬各二钱，去心，朱砂一分染"，据文义乙正。

藏。每服一钱，食前陈米饮下，轻者一二服取效。

一方　治翻胃吐食。用韭汁二杯，姜汁一杯，牛乳一杯，三味调和温服，日服一二次，三五日取效。盖韭汁清血，姜汁下气消痰和胃，牛乳能清热下气补虚也。生冷果食面食均忌。

扶中丸三六　治经年臌胀。

茯苓六两　洋参　大麦芒各四两　苡仁三两　制附子一两　萝卜子　大黄各八钱　甘草三钱　白术　雷丸　肉桂各五钱

各取净末和匀，每服五钱，姜一片，同煎服。

一方　用鲤鱼重斤许者一尾，去肠杂，清水洗净拭干，将小红豆填满鱼腹，不着盐酱煮熟，连汤食之，三四次即愈。

一方　治腹胀水肿。用亚腰葫芦一个，莲子烧灰存性，为末，每服一钱，食前温酒下，不饮酒者白汤下。

一方　治通身肿胀。用葶苈子四两炒，为末，枣肉为丸如桐子大，桑皮汤下十五丸，日三次。

一方　用黄牛粪，男子用牝牛①，妇人用牡牛②，取粪，浸清水中七日，换水七次，去其秽气，晾干为末，每服一两，用酒三碗煎成一碗，取绢漉渣净，不拘时温服，三服愈。

---

①　牝（pìn 聘）牛：母牛。牝，鸟兽的雌性。
②　牡牛：公牛。牡，鸟兽的雄性。

羌活桂枝煎三七　治时行感冒，恶寒发热，舌上无苔，或苔滑白色，口中发黏作臭，肢冷无汗等症。

羌活六分　桂枝五分　炮姜二分　焦苍术一钱二分　当归　苏梗　藿梗　白芍炒　楂肉　神曲各一钱　白蒺藜去刺,一钱五分

引加小红豆一撮，须葱白一钱，照投二剂，汗下双解。如腹痛，小腹胀痛，小便闭，大便结，加熟附子五分，木通一钱，青蒿五分；解后脾胃不香，六君（方见前二二）、归芍二陈（方见前二三）等汤，酌投数剂，加慎调摄。

温湿丸三八　治暑湿伤脾，寒热似疟，面目红赤，肌肤火热，二便燥结，一剂知，二剂效。

香薷　茯苓各二钱　青蒿　白术各一钱五分　厚朴一钱　陈皮八分　甘草六分　葛根八分

引姜皮二分，荷蒂一枚，煎汤和服。

抑郁丸三九　治寒湿内伤，因而哮喘气促，面黄肌肿，三服取效。

赤苓　猪苓　白术　苡仁各三钱　泽泻二钱　肉桂五分

各取净末，蜜丸，每服四钱，姜一片，煎服。

龙虎双降散四十　治时行瘟疫，失心颠①狂，一切火热蕴结重症。

大黄　天花粉各六两　元参十两　麦冬去心　滑石各五两

---

① 颠：通"癫"。《说文通训定声·坤部》："颠，假借为'癫'。"

银柴胡　荆芥　丹参各二两　白芍　石膏各三两

各取净末，和匀，每服八钱，地浆煎服。

辟瘟神方四一

乳香　苍术　细辛　川芎　甘草　降香　檀香各一两

共研细末，枣肉为丸芡实大，晒干，佩之辟瘟，烧之辟疫辟秽。

太乙紫金丹四二　是药解诸毒，疗诸疮，利关窍，治百病，起死回生，效难尽述，制之济人，功德无量。

山茨菇洗，去毛皮净，焙，二两　川文蛤一名五倍子，洗净，焙，一两　麝香拣去毛皮，干研净，三钱　朱砂有神气者，研极细末，三钱　雄黄鲜红大块者，研细末，三钱　千金子一名续随子，仁白者，去油，一两　红毛大戟杭州紫大戟为上，江西次之，北方绵大戟性烈峻利，伤元气，不可用。取上者去芦根，洗净，焙干为末，一两五钱足

上药各择精品，于净室中制毕，候端午、七夕、重阳，或天月德①、天医②、黄道上吉之辰修合。凡入室合药之人，三日前俱斋戒沐浴，预立药王牌位，焚香拜祷，将前药七味复戥称③准，入大乳钵内，再研数百转，方入细石臼中，渐加糯米浓汤调和，软硬得中，方用杵捣千余下，至光润为度。每锭一钱，每服一锭，病势重者连服二

---

①　天月德：丛辰名。即天德与月德，为阴阳家所称的贵神，以月干配合日干而定。

②　天医：掌管疾病之事的星神。

③　戥（děng 等）称：称量。戥，一种微型的秤。

锭，以取通利，后用温粥补之。修合时，除合药洁净之人，余俱忌见，此药总在精诚洁净为效。

治一切饮食药毒，蛊毒瘴气，恶菌河豚，中毒自死牛马猪羊六畜等肉，人误食之，必昏乱卒倒，或生异形之症，并用水磨灌服，或吐或泻，其人必苏。

治山岚瘴气，烟雾疠疫，最能伤人，感之才觉不快，恶寒发热，欲呕不呕，即磨一锭服之，得吐利便愈。

治痈疽发背，对口疔疮，天蛇无名肿毒，蛀节红丝等疔，及杨梅疮，诸风瘾疹，新久痔疮，用无灰淡酒磨服，外用水磨涂搽疮上，日夜数次，觉痒而消。

治阴阳二毒，伤寒心闷，狂言乱语，胸膈塞滞，邪毒未出，瘟疫烦乱发狂，喉闭喉风，俱用薄荷五分煎汤磨服。

治赤白痢疾，肚腹泄泻急痛，霍乱绞肠痧，及诸痰喘，用姜汤磨服。

治男妇急中颠邪，渴叫奔走，鬼交鬼胎，鬼气鬼压，失心狂乱，猪羊颠风，俱用石菖蒲五分煎汤磨服。

治中风中气，口眼歪斜，牙关紧闭，言语蹇涩，筋脉挛缩，骨节肿，遍身疼痛，行步艰难，诸风诸痛，用酒磨，顿热服。

治自缢溺死，惊死压死，鬼魅迷死，但心头微热未冷者，俱用生姜一钱，续断一钱五分，加酒煎汤磨服。

治一切恶蛇，风犬毒蝎，溪涧诸①恶等虫伤人，随即发肿，攻注遍身，甚者毒气入里，昏闷喊叫，命在须臾，先用酒灌下，再吃葱汤一碗，盖被出汗，立苏。

治新久疟疾，临发先时取桃、柳枝头各七个，用东流水煎汤磨服，即愈。

治小儿急慢惊风，五疳五痢，脾病黄肿，瘾疹疮瘤，牙关紧闭，用薄荷五分，煎水磨浓，加蜜服之，仍擦肿处，每锭分数次服。

治牙痛，酒磨，涂痛上，仍含少许，良久咽下。

治小儿父母遗毒，生下百日内皮塌烂斑，谷道眼眶损烂者，用清水磨涂。

治跌扑损伤，松节五钱，无灰好酒研和，冲服。

治年深月久头胀头疼，太阳痛，偏头风痛，及时疮愈后毒气攻注，脑门作胀者，俱用葱酒研服一锭，仍磨涂太阳穴上。

治妇女经水不通，红花四分，煎汤和服，加酒一杯下。

治凡遇天行疫症，延街巷传染者，用桃根汤磨浓，擦入鼻孔，次服少许，任入病家，再不传染。

治传尸劳瘵，诸药不能禁忌，每早磨服一锭，至三次后逐下恶物尸虫、异形怪类而愈。

---

① 诸：原作"猪"，据《外科正宗》卷二改。

妙灵丹四三

麝香　蟾酥　雄黄　母丁香　朱砂各五钱　真茅术一两，米泔浸透，剖去皮净，研末

上方宜于午月午日，或择天德、月德、天医、黄道吉日修制，各药取净细末，用真麦烧酒将蟾酥泡透，搅黏，入群药和丸如芥子大，阴干，朱砂为衣。

治各种急痧，用七丸，轻用五丸，姜汤下；治胃疼，用四五丸；治男妇阴症，用二十一丸；治伤寒时气，用七丸；治肚疼，用七丸（以上俱姜汤下）；治喉痹，用五丸，未愈再五丸；治喉风，五丸，未愈再五丸（以上俱薄荷汤下）；治小儿急慢惊风，一岁一丸，淡姜汤和下。

六合定中丸四四

藿香叶　苏叶各六两　厚朴姜汁炒　枳壳各三两　木香另研细末　生甘草　檀香另研细末　柴胡各二两　羌活　银花叶　赤茯苓　木瓜各四两

各研细末，炼蜜为丸，朱砂为衣，每重二钱，大人一粒，小儿半粒。

治中暑，大人用陈皮、青蒿各八分，小儿各五分，煎汤化服；治霍乱吐泻转筋，百沸汤兑新汲水①和匀化服；治感冒头疼发热，用连皮姜三片，煎汤化服；治心口饱胀呕吐，用连皮姜三片，煎汤化服；治痢疾腹泻，用开水

---

① 新汲水：刚从井中汲出的水。

化，温服（水要微温，过热不效）；治一切疟疾，不论远年近日，用向东桃枝一寸，带皮生姜三片，煎汤化服；治胃口不开，饮食少进，开水化服；治四时瘟疫，春冬用姜一片，夏秋用黑豆一钱，甘草五分，煎汤化服；治时气发瘸，风热痧疹，俱用薄荷汤下，大人用八分，小儿用五分；治小儿惊风，薄荷汤下；治小儿吐乳发热，山楂二分，灯心一分，煎汤下；治男妇心胃寒疼，吴茱萸四分，煎汤下；治饮食伤者，莱菔子二分，煎汤下。

新太和丸四五

枳壳　焦楂肉　麦芽　赤茯苓　苏梗各二两　　桔梗三两
甘草八钱　当归　赤芍各一两五钱　丹皮　广皮　砂仁各一两

各取净末，蜜水叠丸如弹子大，每重一钱五分。

治偶感气滞，姜汤下；治头痛身重，伤于风者，加葱白汤下；治冒暑者，新荷叶煎汤下；治头痛恶寒，肌热无汗，葱白汤下；治风寒客感愈后，脾胃气滞等症，姜汤下。

一方　治伤寒结胸。

陈酒糟六两　生姜　水菖蒲根各四两　盐二两

共捣，炒热为饼，敷胸前痛处，以熨斗熨之，内响即去。如口渴，任吃茶水，待大便下恶物，愈。

通脉化痰饮四六　治中风暑毒，并一切恶毒，干霍乱卒暴之症。

童便为君　生姜汁为佐

二味和匀，温服，立解。每童便一小盏，入姜汁一匙。盖童便降火，姜汁开痰下气也。

正柴胡饮四七　凡外感风寒，发热恶寒，头疼身痛，疟疾初起等症，血气和平，宜从平散者，此方主之。

柴胡　陈皮各一钱　防风八分　甘草四分　赤芍一钱五分　生姜渣七分

白水煎，热服。头痛者，加川芎一钱；热而兼渴者，加葛根一钱；呕恶者，加制半夏一钱五分；湿胜者，加苍术一钱；胸腹有微滞者，加厚朴七分；寒气胜而邪不易解者，加麻黄五分，去浮沫服之，或加苏叶七分。

柴陈煎四八　治伤风兼寒，咳嗽发热，痞满多痰等症。

柴胡八分　制半夏一钱五分　陈皮　茯苓各一钱　甘草四分　生姜一片

白水煎，食远温服。寒胜者，加细辛五分；风胜气滞者，加苏叶一钱；冬月寒胜者，加麻黄五分；气逆多咳者，加杏仁一钱；痞满气滞者，加白芥子五分。

归葛饮四九　治阳明温暑时症，大热大渴，津液枯涸，阴虚不能作汗等症。

当归五钱　干葛一钱五分

白水煎，用冷水浸凉，徐服之，得汗即解。

归柴饮五十　治营虚不能作汗，及真阴不足，外感寒邪等症。

当归五钱　柴胡　西党参各一钱五分　炙甘草五分　陈皮一钱

引加生姜一钱。大便多溏者，去当归，以炒白术三钱代之。

清脾饮五一　治瘅疟，脉来弦数，单热不寒，或热多寒少，口苦咽干，小便赤涩。

制厚朴　青皮各八分　制半夏一钱　炒白术各一钱五分　草果仁四分　柴胡六分　茯苓一钱二分　甘草　黄芩　连皮姜各一钱　枣一枚

上药，疟未发先时煎服。忌生冷油腻。并通治疟症，寒多者加肉桂五分，热多者加川连四分。

驱疟饮五二　治疟疾初起，寒热骨痛，肢冷气逆。

柴胡　秦艽各六分　炒苍术　川贝　藿香叶各一钱　羌活　桂枝各五分　夏曲　茯苓　神曲各一钱五分　广木香四分，煨　青皮八分

引葱一根，姜一片，照服二剂。得有透汗，去羌活、桂枝，引去葱，方内苍术加五分，外加生首乌二钱，制首乌二钱，当归一钱五分，赤芍二钱，再二剂，轻者可止。如未止，接服后方。

何人饮五三　截疟如神，凡气血俱虚，久疟不止，立效。

何首乌　党参各四钱　当归一钱五分　陈皮一钱　煨姜八分

白水煎，先时温服之。善饮者以酒一杯浸一宿，次早加水一钟煎服，尤妙，再煎不必用酒。

休疟饮五四　此止疟最妙之剂。若汗散既多，元气不复，或以衰老，或以弱质，疟不能止，俱宜用此，化暴善后之第一方也。其他症加减，俱宜如法。

党参四钱　炒白术三钱　当归二钱　炙甘草八分　制首乌五钱

白水煎，食远服。留渣再煎，露一宿，次早温服一茶盏，饭后食远再服一盏。如阳虚多寒，宜温中散寒者，加干姜五分，甚者或加上肉桂、熟附子各三分；如阴虚多热，烦渴喜冷，宜滋阴清火者，加麦冬一钱五分，炙生地三钱，白芍二钱，甚者加知母、黄芩各一钱五分；如肾阴不足，水不制火，虚烦虚饿，腰酸脚软，或脾虚痞闷者，加熟地四钱，枸杞一钱五分，山药二钱，杜仲一钱五分；如邪未净而留连难愈者，加柴胡八分，紫苏叶一钱；如气血多滞者，或用酒水各半煎服，或服药后饮酒数杯亦可。

消疟饮五五　治三日久疟。

鲜首乌五钱，打碎　白甘葛二钱　甘草　细茶各一钱
阴阳水，慢火煎一复时①，露一宿，清晨服。

固元利关煎五六　治阴阳久疟。

---

①　一复时：一周时，即一日十二个时辰。

香附三钱　红花四分　制首乌五钱　炙黄芪一钱五分

白水煎，露一宿，清晨热服。

调气平胃散五七　治胃气不和，胀满腹痛。

陈皮七分　煨木香二分　乌药　甘草各三分　砂仁四分
白豆蔻　白檀香　制厚朴　藿梗各五分　苍术一钱

引姜渣六分，水一钟半煎成，食远服。

香砂枳术丸五八　治一切食积，胸闷气逆。

香附子　苡仁各四两　茅山苍术　赤茯苓　蛀神曲各二
两　麦芽一两五钱　砂仁　广木香　枳壳各一两　甘草八钱

上药各取净末，水泛丸，每服二钱，淡姜汤下。

香连丸五九　治痢疾不拘红白，腹痛，俱可服。

川连四两　吴萸三两　广木香二两

各取净末，神曲打糊为丸，每服一钱二分，姜皮
汤下。

一方　用木香四两，苦参酒炒六两，共为末，甘草一
斤熬膏，糊丸如桐子大，每服三钱。白痢，姜汤下；红
痢，炙黑甘草五分，煎汤下；噤口痢，砂仁四分，莲肉去
心一钱，煎汤下；水泻，猪苓、泽泻各三分，煎汤下。

玉壶丸六十　治下痢危症。

白芍　当归各五钱　赤苓三钱　枳壳五分　槟榔　甘草
车前子各二钱　萝卜子一钱

各取末，蜜水叠丸如桐子大，每服二钱。红痢，黄连
二分汤下；白痢，木香三分汤下；久痢气虚神弱者，生熟

黄芪各五分汤下。极重痢症，三服取效。

豁脾煎六一　治痢疾。

苍术一钱二分　藿梗　当归各一钱　厚朴五分，炒　神曲
楂肉各二钱　广皮七分　茯苓　赤芍各一钱五分　炙甘草四分
广木香四分，磨汁冲服

引加煨黑姜一片，粟壳四分。如腹痛，脐下急痛，按
之愈痛，此实痢热痢也，方内加生大黄一钱五分，可投二
剂，取通利而愈；如痛不拒按，喜得热物，渴恶冷饮，此
冷痢也，方内加附子四分，制熟用，滑石一钱五分，车前
子八分，取和解而愈。愈后服香砂六君子汤（方见前二二）
三五剂，加慎调理。

一味金花煎六二　治热毒血痢。

金银花藤四钱

白水浓煎，温服。

保和益元散六三　治噤口痢。

糯稻一升，炒出白花，去壳，再加姜汁拌湿再炒，为
末，每服一钱五分，白汤调下。

取填饮六四　治血痢如注，并初起作痢腹痛，下如土
朱①，猪肝色者。

夏枯草五钱　红花二分

白水煎浓汤，入真沙糖一钱调和，空心服，三服愈。

———

① 土朱：中药名。即代赭石。

一方　治泄泻垂危，用豇豆叶阴干，为末，令患者少停饮食，口觉发干，浓煎一大壶，如茶饮之，虽危急可愈。

一方　治赤白久痢，用鸡子以醋煮一昼夜，空腹食之，兼治小儿疳症。

一方　治赤白痢，用干姜于火内烧焦黑，不可成炭，放瓷瓶内闭冷，为末，青蒿叶阴干，为末，二味和匀，每服一钱，米饮调下。

附方　治泻痢脱肛，用蜗牛烧灰，猪脂和敷，立缩。

又方　蝉壳为末，菜油调敷，加内服补中汤（方见前十）。

九味羌活汤六五　治四时不正之气，感冒风寒，憎寒壮热，头疼身痛，口渴咽干等症。

羌活　防风各六分　苍术一钱　白芷四分　川芎五分
生地一钱五分　黄芩七分　甘草五分　北细辛二分

引加姜一片，枣一枚，煎成，热服取汗。有汗者，去苍术，加白术一钱五分；渴甚者，加葛根一钱，石膏一钱五分。

化毒丸六六　治天行瘟疫及喉痹，颈面暴肿诸症。

直僵蚕一两，炒，为末　川大黄二两，酒拌晒，为末

生姜汁和蜜水，为丸弹子大，每服一粒，每粒重一钱五分，真菊花叶五钱捣汁，冲汤调服。

回春散六七　治阴症，取汗即愈。

白矾一钱　黄丹八分　胡椒二分　芒硝一分

用陈酽醋和糊，摊在手心，男左女右，侧身蜷腿，手合阴处，出汗即解。勿吃冷水。如不愈，用双料则效。

纯阳救苦汤六八　治男妇阴症，神效。

生姜一两，切片　大黑豆五钱，炒熟

水煮数沸，滤去姜豆，取汁服之，汗出即愈。

理中汤六九　治太阴病，自利不渴，阴寒腹痛，短气咳嗽，霍乱呕吐，饮食难化，胸膈噎塞，或疟疾瘴气瘟疫，中气虚损，久不能愈，或中虚生痰等症。

党参五钱，桂圆七枚煎汁煮干　白术三钱，炒　干姜八分，炒　炙甘草一钱

白水煎，温服。如前症轻者，分两可酌减半。

风火双解散七十　治头风两太阳疼。

川芎　白芷　熟石膏各等分，为末

每服三钱，热茶调下，食远服。

探吐饮七一　治干霍乱手足温者，入口即吐，气绝复通。

炒盐一撮，和童便温服。

开郁散七二　治惊痰瘀血，流滞心窍，及忧郁气结，致成失心癫痫诸症。

真郁金三钱　生明矾一钱五分

为末，青竹叶汤调服。盖郁金入心去血，明矾能化顽痰也。

开元固气丸七三　治各种疝气。

西党参　上绵芪炙　焦白术　川楝肉盐酒炒　蛀青皮
当归身酒炒，各四两①　小茴香盐水炒　上官桂　赤芍　白芍
各三两　软柴胡醋炒　肥升麻各一两五钱　大熟地五两　炙甘
草　新会皮　青木香　橘核各二两

各取末，炼蜜为丸，淡酒下，每服四钱。

一方　疝初起，寒热疼痛，如欲成囊痈者，用新鲜地
骨皮（即枸杞子根）、生姜各四两，共捣如泥，以绢包于囊
上，其痒异常，一夕即消，永不再发。

辟寒煎七四　治寒疝攻心急痛。

木香一钱　青皮　香附　苍术　黑丑取头末　元胡索各
二钱　大茴香七分　良姜六分　肉桂五分　五灵脂一钱五分
吴茱萸八分

陈酒二杯，煎至一杯，空心温服，立止。

一方　用川楝子取肉，炒为末，每服三钱，空心陈酒
调服。

游山散七五　治心脾痛。

草果　元胡索　五灵脂　没药

上各等分，为末，每服三钱，温酒调下。

一方　治卒然心痛，牙关紧闭欲绝，用老葱白五根捣
汁，送入咽中，再灌麻油四两，但得下咽即苏。如系虫

①　当归身酒炒各四两：原作"当归身各四两，酒炒"，据文义乙正。

痛，上腭白点为验，照用扫虫煎（方见后八十）、化虫散（方见后八一）等方，自愈。

和胃饮七六　治胃气痛。

淡吴萸四分　川连　干姜各二分　橘皮　当归　白芍各一钱　桂枝同白芍炒　炙草各五分　西党参一钱五分，炙　生香附七分，去毛

白水煎服。凡胃痛，虚寒者多，实热者少。虚寒者口多清涎，得热饮痛可稍缓；实热者或口渴咽干，或多痰喘急。虚寒者肢冷面白，实热者肢虽冷，面必赤，此可辨也。实热者易解，栀子清肝散（方见后七七）主之，或加味逍遥散（方见前二六），一帖可愈。虚寒者难治，暂愈复发，以是方与补中汤（方见前十）间进之，加服六味桂附丸（方见前八），斯可渐愈。其有寒而实者，肢冷面白气促，匀饮下咽即吐，方内去党参，加法制半夏三钱，温饮而病自解。

栀子清肝散七七　治胃痛由于实热者。

柴胡六分　山栀子炒黑　黄芩炒　广皮各七分　甘草三分　白芍一钱，醋炒

引姜汁一大匙，冲服。

清金下痰丸七八　治风痰痫疾。

白矾一两　陈松萝茶五钱

为末，蜜丸如桐子大，一岁十丸，大人五十丸，茶汤下。久服，痰自大便出，即愈。

豨桐丸七九　治男女感受风湿，或嗜饮冒风，内湿外邪，传于四肢，脉络①壅塞不舒，以致两足软酸疼痛，不能步履，或两手牵绊，不能仰举。凡辛劳之人常患此症，状似风瘫，服此丸立能全愈。或单用臭梧桐二钱煎汤饮，以酒过之，连服十剂，其痛即瘥。或煎汤洗手足，亦可。

豨莶草八两，炒，磨末　地梧桐俗名臭梧桐，不论花叶梗子俱可用，取切碎晒干，炒，磨末，一斤

上二味和匀，炼蜜丸梧桐子大，开水下四钱。忌食猪肝、羊血、番茄②等物。

扫虫煎八十　治诸虫上攻，胸腹作痛。凡验虫症，视其目无精光，面色灰白，肌肤消瘦，颊时火晕，胸胁作痛，肚腹搅胀，饮食易饿，饿时痛甚，得食稍止，唇焦舌燥，上腭有白点者，真虫症也。照方投二三剂，取吐下而愈。

吴茱萸　青皮　小茴香各一钱，炒　槟榔　乌药各一钱五分　细榧肉三钱，敲碎　乌梅一个　甘草八分　朱砂　雄黄各五分，为极细末

上将前八味用白水煎，去渣，随入后二味，再煎三四沸，搅匀，徐徐服之。如恶心作吐，加炒干姜八分，或先啖肉脯少许，俟一茶顷服之。

化虫散八一　治症同前。

---

① 络：原作"胳"，据文义改。
② 番茄：即番薯。

雷丸八分　槟榔　鹤虱各一钱　史君子①一钱五分　轻粉
四分

上为末，分二服。晚刻以精猪肉一两切片，用皂角泡汤浸一宿，至五更慢火炙透，醮②香油，取前药末一服糁肉上，略烘过食之，至巳饭③时虫下后，乃进饮食。

消痞简易方八二　专治痞疾。

荸荠一百个　花头海蜇三斤

各洗净，入沙锅内，同水煮一日，冬天一夜，单食荸荠，自消。

厌红温胃饮八三　治一切血症。凡伤酒食饱，低头掬损，吐血不止，甚至妄行，口鼻俱出，但声未失者悉效。并治鼻血、舌上及齿缝出血，用吹糁即止。

百草霜二钱

研细，糯米汤调下。

清凉散八四　治舌上出血。

蒲黄灰　槐花末

各等分，研细，干糁舌上，加用鲜生地五钱捣汁，白汤冲服。

惜红饮八五　治鼻血不止。

陈京墨酒磨汁

---

① 史君子：即使君子。
② 醮（zhàn 战）：沾。方言。民国《邱县志·杂志·方言》："醮，以物沾水也。"
③ 巳饭：早饭。巳，巳时，早九时至十一时。

外用五味子四分、麦冬一钱煎汤，和服可止。

一方　用新白芨一薄片贴眉心，即止，重者换贴一次。

一方　用血余烧灰存性，为末吹入，立止。

小便秘八六　是症多由感冒伤寒，疟痢变症。其冷热可以葱熨法试之，冷秘葱熨即通，热秘旋通旋秘。

柴胡六分　木通五分　茯苓一钱　甘草四分

冷秘，加熟附子三分；热秘，加黄芩、知母、车前各五分。急流水煎服。

一方　治冷秘，葱白切，炒热，包帛内，慢揉脐下，即通。

一方　治热秘，莴苣菜捣烂，贴脐上，立通。

清溲饮八七　治小便血。

荷叶蒂七枚

烧灰，酒调服。

卷二 外科门

症有内，复有外。外之形症，可一望而知，而亦有表里寒热虚实之别。大抵发于脏者阴也，发于腑者阳也，而阴中阴，阳中阳，阴中阳，阳中阴，变易互易，幻不可测。或施治之偶误，或援拯之稍缓，轻者致重，重者致死，可不慎诸？夫病有浅深，发有缓急，而浅者多急而易愈，深者多缓而难愈，总以升提解散为第一要著。其积之深而发之缓者，为脏为阴，升而越之；其积之浅而发之急者，为腑为阳，解以和之。次则且补且提，且托且散，化大为小，举重若轻，是菩提①之妙果②也。制方者体此，无论痈疽疔毒，按形症而求之治之，可应手取效，幸勿以方多习见少③之。至若咽喉出入，呼吸死生，视听分司，聪明互用，内外之因不一，疗救之法斯存。又如齿唇口舌，相辅而行，依络循经，表印乎里，审标察本，治及其源，各具数方，故知简也。言提其要，庶有当乎？辑外症。

仙方活命饮一 治一切痈疽，不论阴阳恶毒，未成即消，已成即溃，化脓生肌，散瘀消肿，乃疮科之圣药也。

穿山甲 银花各二钱 皂角刺 归尾各一钱五分 赤芍

---

① 菩提：梵文 Bodhi 的音译，意为智慧。
② 妙果：佛教语，正果。
③ 少：轻视。

陈皮　甘草节　天花粉　贝母　白芷各一钱　防风七分
乳香　没药各五分，俱去油

　　酒水各半，煎服。

　　六味汤二　治痈疽发背疔疮，并一切无名肿毒，未成者消，已成者溃，最危之症，三服全愈。

　　生地黄　生黄　生甘草　白芷炒　当归炒　穿山甲炒，各三钱

　　患在头面，加川芎五钱；手足，加桂枝五钱；中部，加杜仲五钱；下部，加牛膝五钱。

　　上连引七味，依方称准，分量不可增减。善饮者，用黄酒二碗，煎一碗。不善饮者，酒、水各一碗，煎服。

　　万灵丹三

　　茅术八两　全蝎　明天麻　石斛　当归　炙甘草　川芎　羌活　荆芥　防风　麻黄　北细辛　川乌汤泡，去皮　草乌汤泡，去皮尖　何首乌以上各一两　明雄黄六钱

　　共为细末，炼蜜丸。丸分三等，一两作四丸，一两作六丸，一两作九丸，朱砂六钱为衣，收贮瓷瓶。凡遇恶疮痈疽发背等症，用连须葱白九枝，煎一茶杯，看患者年岁老壮，病势缓急，酌用三等之丸，未成随消，已成即高肿而溃。如无须发散者，只用热酒化服，服后避风，食稀粥，忌冷物、房事。孕妇勿服。

　　醒消丸四　治一切痈疽肿毒，初起即消。

乳香　没药各一两　麝香去油，一钱五分　雄精①五钱

共研和，黄米饭一两，捣烂，入末，再捣为丸萝卜子大，晒干，忌烘。每服三钱，热陈酒送下。醉盖取汗，酒醒痈消痛止。

犀黄丸五　治乳岩，瘰疬，痰核，横痃，流注，肺痈，小肠痈等症。

即醒消丸内，除去雄精，加犀黄三分，如前法为丸。每服三钱，热陈酒送下。患生上部，临卧服。生下部，空心服。

益气养营煎六　治疽患漫肿多日，脚散顶平。

川芎　生甘草节各一钱　当归　银花　茯苓　生黄芪各二钱　炙山甲一钱五分　荆芥八分

用葱一枝，酒半杯，早晚每投一剂。外治须急聚根脚，中敷玉枢丹（即太乙紫金丹，见前内症四二钱），四围以坎宫锭敷之（见后二一），更加用生葱一两，黄蜜三钱，大远志肉八钱，捣烂成饼，重汤蒸热，贴于患处。

金银花酒七　治痈疽，发背，疔疮等患。不论生在何处，初起服之，重者减轻，轻者消散。

鲜忍冬花连藤一两，即金银花　大甘草节五钱

用白水二碗，文武火慢煎至一碗，入无灰酒一大碗，再煎十数沸，去渣，分为三服，一日夜服尽。病势重者，

---

① 雄精：雄黄矿中的结晶体。

一日二剂，服至大小便通利，则药力到。如无鲜者，即干亦可，然终不及鲜者之妙。外用叶，入砂盆研烂，和葱汁，加酒少许，稀稠得宜，涂于患处四周，中留一口泄气，内服外敷，三日取效。

一味济阴散八　治痈疽，发背，一切疮毒，红色高肿属阳者。

槐花净米一升炒焦，为末

分作二服。将一服，每日好酒服四五钱，一服，老酒煎，调敷患处。四五日即愈。

一味升阳散九　治痈疽，发背，一切疮毒，白色漫肿属阴者。

远志肉四两

将二两，用陈酒二碗煎至一碗，又投好酒半碗，临睡时温服。将渣，同下存远志肉二两，入大酒腊糟①少许，共捣如泥，患处周围敷上裹好。轻者一服全愈，重者二服，穿烂者，五七服全好，不用膏药，真神方也。

消毒神效散十　治发背，痈疽，乳痈，一切外患。初起即散，已成者，搽三次，收小出毒随愈。

鲜山岳五两，不见水　土朱　松香　白洋糖各一两　全蝎十个

上共捣烂围之，留顶，药上盖纸，周时一换。

---

①　腊糟：冬日酿酒的酒糟。

一味消毒散十一　治痈疽肿毒。

陈小粉①，不拘分两，年久者佳，炒黄黑色，研以陈米醋，调熬如黑漆状，瓦罐收用，纸摊剪孔，贴之。冷如冰，痛即止，少顷觉痒，干不可动。毒消药脱。神验。

解凝散十二　治气凝血滞，痈疽初起，坚硬可散。

远志　真菊叶各三钱　荆芥　全当归　丹参各五分

上药各取净末，和匀研细，蜜酒葱汁调敷。每药末一钱，加入真川贝二分，芒硝四厘，敷痰凝结核，并效。

肿毒热疖方十三　治一切痈疖红肿，疼痛难忍者。

陈京墨醋磨汁

每墨汁半小杯，和入猪胆汁一小匙，生姜蘸，频涂患处，定痛消肿神验。

赤小豆散十四　治痈疽初起，敷之即消。

远志八钱　首乌皮一两　赤小豆一两五钱　红花八分　荆芥三钱

各取末和匀，每药末一两，加真麝香四分，葱酒汁调敷。

星辛散十五　治一切外症初起，色淡浮肿。

生南星　生大黄　北细辛

上药等分，葱汁醋卤熬稠，调敷。

锦蓉散十六　治一切外症初起，红热火症。

---

①　小粉：即麦粉，是麸面面筋所澄出之浆粉晒干而成。

锦纹大黄十六两　白芷四两　芙蓉叶三两　元参二两

各取净末，研至无声为度，用葱汁黄蜜调敷。

蓉豆散十七　治一切外症初起。

芙蓉叶，或根或花，鲜者捣烂，干者研末，赤小豆研末，等分，用蜜调涂四围，中间留顶，干则频换，已成未成俱效。

冲和膏十八　治外症初起，坚肿色淡。

赤芍二两　白芷　防风各一两　独活三两　龙脑三钱石菖蒲一两五钱

各取净末，以瓷瓶收贮，不可泄气。临用时，姜汁卤醋调敷，一日一换。

冲和散十九　凡人环跳穴处，及两膝附骨等处，感受风寒湿气，面上不热，漫肿无头，皮色不变，微觉酸痛挛拘。若不即治，变生贴骨等痛，难以收功。急用此药，祛寒逐湿透出外络，提移他处出毒，即有成管成漏，亦能逐渐收功，屡用皆效。

紫荆皮五两，炒　赤芍药二两，炒　香白芷一两，晒燥，忌火炒　独活一两五钱，炒　石菖蒲一两五钱，晒干，忌火

上依法，共为末，筛细，以好酒和葱五茎，煎滚调搽，不必留顶，一日一换，以肿消不痛为度。

无名肿毒方二十

生大黄，取整者，用青布包裹扎紧，于五月五日午时，入露天粪坑内，浸至十二日，午时取出，清水洗净，

风干，醋磨，敷患处，神验。

坎宫锭二一　治一切痈疽，漫肿无头，根脚不聚等症。用敷患处四围。

胡黄连焙　芙蓉叶晒脆或烘　儿茶　真熊胆　文蛤焙黑真西黄各三钱　辰砂水飞　川贝母各二钱　梅花冰片　真麝香各五分　真陈京墨一两 夹碎 研

各研细末，和匀，再乳，用生大黄五钱，卤醋一茶杯，健猪胆二枚滴汁，三味熬稠膏作锭，阴干。用芙蓉汁和蜜磨敷。

阳和汤二二　治一切阴疽色白，不起发，势将内陷者，饮之立救。并寒凝痰核，根深难溃，与犀黄丸（见前五号）间服，取效。

熟地一两　白芥子二钱　鹿角胶三钱　肉桂　生甘草各一钱　姜炭　麻黄各五分

水酒各半煎服。加法制半夏一钱五分，陈皮八分，尤妙。

金锁比天膏二三　治痈疽发背，无名肿毒，疔疮，鼠串，马刀，瘰疬，紫疥，红丝，鸦焰漏睛等疮。两腿血气，内外臁疮，鱼口便毒，杨梅结核，金疮杖疮，蛇蝎虫咬，虎犬人伤，顽疮顽癣，久流脓血，万般烂疮，风寒痰湿，四肢疼痛，乳癖乳岩，其未破者，用葱椒汤。已破者，葱汤洗净，贴之。如初发势重，将膏剪去中心，留头出气，不必揭起。一膏可愈一毒，摊时不可见火，必须重汤化开。

山甲一具，或净甲一斤　刘寄奴去根，切丝　野麻根、苍耳草连根叶子　紫花地丁　豨莶草各一斤　虾蟆皮一百张，或干蟾一百只更妙

各草药鲜者为妙，用真麻油十二斤，将四斤先煎穿山甲枯焦，余八斤浸各药，冬七日，春秋五日，夏三日，加老酒葱汁各二碗，文武火煎，药枯去渣，复煎至滴水成珠。每药油一斤，加飞丹八两，看老嫩得宜，离火不住手搅，下牙皂、五灵脂去砂研、大黄，各净末四两，待温，下芸香末四两，成膏。水浸三四日用。

神效桑枝灸二四　治发背不起，或瘀肉不溃，此阳气虚弱。用桑枝捻着，吹熄其焰，用火灸患处片时，日三五次，以助肿溃。若腐肉已去，新肉生迟，宜灸四畔。其阴疮，瘰疬，流注，臁疮，恶疮，久不愈者，亦宜用之。大抵此法，未溃即解热毒，止疼痛，消瘀肿。已溃则补阳气，散余毒，生肌肉。若阳症肿毒，甚或重如负石，初起用此法，出毒水，即内消。其日久者用之，虽溃亦浅，且无苦楚。惜患者不知有此，治者亦不肯用此也。

神仙熏照方二五

雄黄　朱砂　真血竭　没药各一钱　麝香二分

上五味研细末，用棉纸卷为粗捻，约长尺许，每捻中入药三分裹定。以真麻油润透，点灼疮上，须离疮半寸许自红晕外圈，周围徐徐照之。以渐将捻收入疮口上，所谓

自外而内也。更须将捻猛向外提，以引毒气，此是手法。此药气从火头上出，内透疮中，则毒随气散，自不内侵脏腑。初用三条，渐加至五七条，疮势渐消，可渐减之。熏罢，随用后敷药。

敷药方二六

车前草　豨莶草　金银花　五爪龙草

上四味鲜草，等分，同捣烂，加多年陈小粉，仍加飞盐少许，共调为稠糊，敷疮上。中留一顶，拔脓出。若冬月无鲜者，用干叶为末，陈醋调敷亦可。或五爪龙草一时难得，即单用三味，和陈小粉，亦能奏功。

艾叶回阳散二七　治阴疽发背，陷下不痛者。

用真艾叶一斤，硫黄、雄黄末各五钱，水同煮半日，捣极烂，乘温敷上。再煮再易，十余遍，兼用神仙熏法数次。知痛可生，不知者死。

隔皮取脓法二八　凡患毒深远，刀难直取，并患人畏惧开刀者，俟脓熟时用此法甚善。如脓不从毛窍出者，若用药涂之。其不涂药之处，旁边绽出一洞，自会出脓。

驴蹄皮一两，即脚底剔下者是，炒用　荞麦面一两　草乌四钱，刮去皮，研

共为末，和匀，加食盐五钱，以水糊作薄饼，瓦上炙微黄色，再研细，以醋调摊白纸上，贴患处，其脓水自从毛孔而出。盖以草纸，渗湿再换，脓尽纸燥，肿即消。

黑龙丹二九　治一切恶疮怪毒，或生于横肉筋窠之

间，因挤脓用力太过，以致胬肉突出，如梅如粟，翻花红赤，久不缩入。此乃损伤筋脉使然，不明其义，辄以降蚀腐化，但去其小者，复又突出大者。屡蚀屡突，经年不愈，用此方，立可奏效。

大熟地切片，烘干，炒枯　乌梅肉炒炭

上以枯熟地末一两，配乌梅炭三钱，共研极细，掺膏药上贴之。不过三五日，其胬肉收进，随用地栗生肌粉（见后三八）掺膏上，贴患处，收口即愈。凡阴虚，肾气不足之人，或患脱肛，诸药罔效，用此方，以防风、升麻各一钱，煎汤调搽，立即收上，兼内服补中汤（见内症十号）、五福饮（见内症十七）等煎剂，后不复发。

乌金膏三十

巴豆一斤，去壳衣，净肉，放锅内，炒化为油，去火毒。凡疮腐烂，将油薄搽其上，其腐自脱。或患处结实不溃，脓不出，将油搽在疮上，外盖膏药，过夜实化为脓。

清凉膏三一　治一切疮疡溃后，宜用之。

当归二两　白芨　白芷　木鳖子　黄柏　白敛①　乳香
白胶香各五钱　黄丹五两

用真净麻油十二两，煎前六味，槐柳枝顺搅，油熟丹收，然后下乳香、胶香二味。

蜣龙丸三二　治一切远年疮毒，起管成漏，脓血时

① 白敛：即白蔹。

流，久不收口，服此自能收功。

韭菜地上蛐蟮十六两，以酒洗净泥　蜣螂八个，即推车虫，又名扒疴虫　穿山甲一两，麻油炒黄，研末　刺猬皮连刺五钱，同上二样，俱瓦上炙，研末　真象牙屑一两，另研极细

上末共和匀再研，炼蜜为丸，桐子大。大人每服八分，小儿每服五分，俱开水送下。服药未完，其管自能逐节推出，以剪子剪去败管，勿伤肌肉，药毕管亦褪尽。

玉红膏三三　治一切痈疽发背，对口，大毒，脓溃已尽，腐去孔深，洞见膈膜者，用此填塞疮口，自能生肌，长肉，收口。

当归二两　白芷五钱　紫草二钱　甘草一两二钱

用麻油十六两，将前药浸七日，煎至药枯漉去渣，将油再熬，至滴水成珠，下白蜡二两，搅匀。次下研细血竭四钱，待冷，再下轻粉四钱，待成膏，盖好听用，愈陈愈佳。凡疮口深陷，以新棉花蘸涂，此膏塞之，自能收口，不得加减，恐反不效。

八宝丹三四　治口舌溃烂，并一切疮毒痈疽，发背，脓溃毒尽，未全完口者，掺膏上贴之。与生肌散并效。

西牛黄　明血珀①各二分　生珍珠　朱砂　儿茶各一钱二分　人中白二钱，煅　马勃八分　滴乳石一钱六分

各为净末和匀，研至无声为度。

---

①　血珀：琥珀的一种，颜色成红色或深红色。

香蜡生肌膏三五

用白丁香一钱（即公麻雀屎），麻油一两，黄蜡三钱，熬成膏。遇诸疮不收口，将此膏填满疮口，外盖膏药，一二日自能生肌收口。汤火伤，用此膏搽之，次日即愈。

脓溃生肌散三六　治痈疽脓毒溃尽，肌肉不生，每用少许掺膏上。

生龙骨三钱　螵蛸　熟石膏各二钱　干胭脂　陈石灰象皮各一钱，煅　浮干石六分　珍珠八分

各为净末，研细如飞面。

乳没生肌散三七

红升　血竭　生乳香　生没药　麝香　冰片

各等分，研细。

生肌地栗粉三八　治一切外患溃后，余肉已尽，新肌未生，掺膏上，可渐收口。

荸荠一两，去皮磨粉　真象牙屑　川贝　云苓各五钱

上药取末和匀，再研极细。

穿骨散三九　治贴骨疽，患起自环跳穴，又名缩脚疽，皮色不异，肿硬作痛者是。

白芥子不拘分两，捣粉，用白酒酿调敷，内服阳和汤（见前二二），每日一剂，四五服可消。消后接服子龙丸、小金丹，每日各一服，早服子龙丸，晚服小金丹，二服止，以杜患根，大忌开刀。开则定成缩脚损疾，如疽患延蔓日久，真气大亏，应用养营煎（见前六号）并阳和（见后喉口

类二四)、保元（见后喉口类二六）等汤丸治之。子龙丸、小金丹均忌用。

子龙丸四十

甘遂_{面裹煨熟}　白芥子_{炒，研末}　大戟_{取杭州紫大戟，水煮软，去骨用各等分}

蜜丸如芥子大，日服三次，每服三分，淡姜汤送下。忌与甘草同服，虚人禁服。

小金丹四一　治流注痰核，瘰疬，乳岩，横痃等症。初起，服之即消。

白胶香　草乌　五灵脂　地龙　木鳖_{各制末，一两五钱}　乳香　没药　当归身_{各净末，七钱五分}　麝香_{三钱}　墨炭_{一钱二分}

以糯米粉一两二钱，为厚糊，和诸药末，千捶为丸如芡实大。一料约为二百五十丸，晒干忌烘，瓷瓶收贮。临用取一丸，布包，放平石上，隔布敲细，入杯内，取陈酒几匙浸药，用小杯盖合，约浸一二时，加热陈酒调下，醉卧取汗。如流注等症，将溃或溃，久者当以十丸作五日早晚服，使患不增出。但丹内有五灵脂，忌与参药同服。

凤眉透脑二疽治法四二

凤眉疽发在两目之间，形长皮赤，痛引脑户，二目合缝。透脑疽发在额上，发际之间，多发寒热，头痛如斫。先用万灵丹（见前三号），发汗，解散风邪，可二服。次用益气养营煎（见前六号），数剂，并用赤小豆（见前十四）、解凝（见前十二）等散，敷之可消。

大枣丸四三　治风湿热毒，痈疽等患，日久溃烂，将见内腑者。

山羊粪晒干，炒炭存性，磨粉，八两

上用大枣去皮核，净肉八两，不用煮，捣烂如泥，和前粉捶成丸，每服四钱，黑枣汤下。服至腐去生新，外贴膏，加脓溃生肌散（见前三六），可渐收口。

附血疖方四四

初起形如赤豆大，色极红，若皮一穿破，血向外射，必致殒命。急觅大蟾一只，剥皮贴疖上，其血即止。四五日后，自然褪下而愈。若未褪下，切忌揭开。

附血箭方四五

一窍如针眼，出血[①]不止，或生肘上，或生眼角。用真麻油四两，无灰酒八两，和匀热服，其血即止。再以野菊花浓煎常饮，切忌茶汤。

疔毒类

按疔疮，乃外科迅速之病，有朝发夕死，或随发随死，或三五日不死，至一月半月而终死者。其疮最恶，其毒最烈，治之方虽多，而应手奏效者实少。所辑诸方，实有起死回生之功，真可谓之神授。诸疔皆治，但疔有数

---

① 血：原作"水"，据下文改。

种，部位既殊，形色亦别，其发甚微，人多疏忽，若不指明，贻误非浅。

火焰疔，多生唇口手掌指节间，其发初生一点红黄小泡，抓动痒痛非常，左右肢体麻木，重则寒热交作，头晕眼花，心烦发燥，言语昏愦，此等出于心经之病也。

紫燕疔，多生手足腰胁筋骨之间，初生便作紫泡，次日破流血水，三日后串筋烂骨，疼痛苦楚，重则眼红目眦，指甲纯青，舌强神昏，睡语惊惕，此等出于肝经之病也。

黄鼓疔，其发初生黄泡，光亮明润，四边红色缠绕，患多生口角腮颊，眼泡上下，及太阳正面之处，发之便作麻痒，绷急硬强，重者恶心呕吐，肢体木痛，寒热作交，烦渴干哕，此等出于脾经之病也。

白刃疔，其发初生白泡，顶硬梗突，破流脂水，时痛时痒，易腐易陷，重则腮损咽焦，毛耸肌热，咳吐脓痰，鼻掀气急，此等出于肺经之病也。

黑靥疔，多生耳窍，胸腹腰肾，偏僻软肉之间，其发初生黑斑紫泡，毒串皮肤，渐攻肌肉，顽硬如钉，痛彻骨髓，重则手足青紫，惊悸沉困，软陷孔深，目睛透露，此等出于肾经之病也。

红丝疔，起于手掌节间，初起形如小疮，渐发红丝，上攻手膊，令人多生寒热，甚则恶心呕吐，迟治红丝至心，常能害人。用针于红丝尽处，挑断出血方妙。

凡治疗毒，贵在乎早，更易痊可。倘若分辨不清，以生黄豆令病人嚼之，不腥乃疗毒也。依方施治，百无一失。

神验疗毒丸一　治一切疗毒。

大黄　巴豆去心皮，生用　雄黄各三钱

上三味，共合一处，用石臼杵，捣烂如泥，以飞罗面①、陈醋煮糊，同药捣极细烂为丸如凤仙子大。病重者二十三丸，轻者二十一丸，再轻者十九丸，单数为度。放在舌上，热水送下。服后打嚏则愈。如泄更好，俟泄三四次，即以新汲井水饮之则止。如病重，不省人事，将二十三丸，用开水和开，从口角边灌下，服后将病人扶起，端坐片刻，即醒。至轻者可不服。初服药时，勿吃凉物冷水，恐不泄泻。忌鸡、鱼、葱、蒜、牛、马、犬肉，并炙煿辛热，饮酒房事，至七日方好，不可疏忽。有金线巴豆最妙。

拔疗散二　治疗疮，一时疼痛非常，亦阳症也。但忽生之时难辨，以生黄豆嚼之，不知腥臭，即是疗毒。其疮头必发黄泡，中或现紫黑之色，更须细看，泡中必有红白一线，通于泡外。大约疗生足上，红线由足入脐；疗生手上，红线由手入心；疗生唇上，红线由唇入喉。如见此红线之尽处，用磁锋刺出毒血，免毒气攻心，白线不必

---

① 飞罗面：指磨面时飞落下来混有尘土的面。

刺破。

甘菊花　紫花地丁各一两

用水煎服一剂，红白线退。二剂疔毒消，三剂全愈。若已溃者，亦用此方，加当归二两治之，不必四剂而肉生矣。

皂矾丸三　治一切五色疔疮，初起或有小白头一粒，或痒或麻木，憎寒发热，及疔毒走黄，黑陷昏愦呕恶等症。

猪牙皂切碎，研细末　白矾生研极细，各三钱　真干蟾酥一两，切片

上将蟾酥，用滴花烧酒浸软，加入矾、皂二末，和匀捣为丸，如绿豆大，晾干，收贮。每服一丸，将葱白衣裹药，以好酒送下。势重者，每日服二次。此药每次止可服一粒，如服两粒，恐致呕吐，慎之慎之。或加麝香三分，同捣为丸更妙。

拔疔秘方四　鲫鱼靥①，用手拈下，不见水，阴干收贮。用时以银针拨开疔头，将一片粘上，以清凉膏（见前外症三一）盖之。俟一宿揭开，其疔连根拔出，后用乳没生肌散（见前外症三七）收功。

一方　用银朱②、滥鸡屎各一钱，荔枝肉、乌梅肉各

---

① 靥（yè 页）：本义为面颊上小圆窝，此处指鱼的鳞片。

② 银朱：又名硍朱、灵砂等。为人工制成的赤色硫化汞。辛，温，有毒。入心、肺、胃经。具有攻毒，杀虫，燥湿，劫痰之功。

十个，蜗牛十条，先用麝香涂疔口，将前药共捣敷上，痛即止。其疔一夜拔出。

菊花散五　治疔肿恶疮，危急垂死者。

用菊花叶或根，不拘分两，捣汁，酒冲热服，取汗，渣敷患处。

清里散六　治痈疽疔毒，内攻患处，麻木，呕吐，昏愦，牙关紧闭，有夺命之功。

熟石膏五钱　徽州上等松萝茶一两

为末，大人服三五钱，小儿服二钱，生蜜调和，空心热酒送下，立效如神。日进二服，有回生之功。

回疔散七　治一切疔毒走黄，神昏，发肿。

用土蜂窝有子者一两，蛇蜕一条，泥裹，火煅存性，为末，研和。每服二钱，开水下。少顷大痛，痛则许救，毒化黄水，痛止命活。

疔疮走黄八

疔疮误食猪肉走黄，法在不治，急捣芭蕉根汁服之，可救。

救唇汤九　治唇上生疔，或口角，或上下唇，最宜速治。否则火毒炎炎，且难饮食，往往有腐溃而死者。兼治头面上疔。

紫花地丁　金银花各一两　白果二十个　桔梗　生甘草知母各三钱

用水煎服。未溃者三剂，溃者五剂，取效。

治各种疔毒，及痈疽肿毒。初起用白菊花连根一株，去泥净，蒲公英（无叶取根，紫花者更妙）各等分，捣烂取汁，冲酒服，渣敷患处，立刻消散。

治疔肿流火，并一切外患，红肿焮痛，取煤块黑亮者研极细末，陈醋调敷，干则频频润湿，痛止肿消，神效。

治石片疔毒，是症多由患外症起，蒜艾炙之过度，火气内逼，风因火发，致肉如石片飞去。用家菊花叶、芙蓉根、芭蕉根、忍冬藤各五钱，捣汁，煎地浆水①冲服，外用井底泥敷患处。

治鼻内疔，用烂黄鸡屎、荔枝肉，同捣烂涂患处，即愈。

治指头蛇疔，用生鸡蛋一个，去白用黄，以荔枝肉，嚼烂搅匀，装入壳内，套指头上，即消。

治乌茄疔，是症由农家粪地上，经烈日晒过，赤足行走，受此热毒，必至足趾肿痛，似溃非溃。用鸭毛煎汤，和皂矾洗之，立瘥。

疯痰疮毒类

营卫保和丸一　专治大麻疯症。

元参　熟地　苍术　苍耳子　苡仁　茯苓各四两　银

---

① 地浆水：为掘地三尺左右，在黄土层里注入新汲水，搅混，等澄清后取出之水。其味甘寒，《本草纲目》记载："地浆解中毒烦闷，解一切鱼肉果菜药物诸菌毒，及虫蜞入腹，中暍卒死者。"

花六两　生甘草一两　荆芥四两，煎汁跌丸。百沸汤下，每服四钱，日再服，分早晚。患者忌生冷盐醋，宜白淡。

大疯丸二　治大麻疯症。服者须吃白淡，艰于忌口者，不效。

大枫子不可见火　小胡麻　白蒺藜去刺，各二十两　苍术荆芥晒，各六两　牛膝　川断各四两　苦参十二两　防风晒，八两　蝉蜕去头足，五两　蛇蜕白净者，去头足，三两

上各取末，用白凤仙花叶六两，煎汁跌丸。每早三钱，毛尖茶下。

风痛药酒方三　治风寒湿气，乘虚入于筋骨，日夜疼痛，不拘远年近日皆效。

熟地　丹参　秦艽　当归　杜仲炒　牛膝　枸杞子各二两　川芎　羌活　防风　天麻煨　威灵仙　虎骨酥炙　油松节　广木香　于潜白术各一两，米泔浸炒

择道地之药，如法制度，俱晒极干，用陈酒二十斤，将一半同药隔汤煮大线香三炷，待冷定取开，将所存酒一半，冲入，封固，停三日后，早晚随意温服一二杯。

大麻疯方四　全身发肿，须眉脱落，两脚臭烂，是方并治。

用大蟾一只，泥裹烧熟，去泥，乘热放瓷碗内，以滚黄酒冲入，即用碗盖盖之。泡半时，只服酒，取汗为度，一服愈。

一方　用扁柏叶，九蒸九晒，为末，每服一钱，一日

三服，滚水下。忌盐酱。

一方　治大麻疯症，遍体生疮，用水浮萍，漉起，入稀布口袋，浸长流水中三日取起。每萍叶一两，加甘草节五钱，煎浓汤，大缸浴浸半日，大效神方也。须食饱浴之。

鹅掌风方五　用连须葱白，捣汁半斤，熬成四两，入好蜜四两，再熬一半，每晚搽之。终身忌食鹅肉。

鹤膝风方六　由于外感寒湿，本质未溃者，敷此可消。如小儿先天不足，或大人气血久衰，须五益膏（见前内症四号），用牛膝一两五钱，全归一两，虎胫骨五钱，浸无灰酒三斤，每晚一杯，化膏五钱服之。外敷此方，乃可取效。

用肥皂二个（去子），五倍子（去灰）、皮硝各一两，共研末，用头酒糟四两，砂糖一两，姜汁半茶钟，和捣蒸热敷膝上，如干，加烧酒润之，十日愈。

一方　用白凤仙连根叶捣汁一大碗，同姜汁对熬，入广胶四两，和化成饼，贴裹患处，冷即烘热贴之。

紫白癜方七　用芝麻花，同自己小便，频擦患处，过半日，洗去如失。

遍体疯痒方八

胡麻　威灵仙　何首乌　苦参　石菖蒲各三钱　甘草二钱

共为末，每服三钱，陈酒下。

瘰疬痰核内消方九　上真铅三两，铁器内炒，取黑灰，陈醋调涂，以旧帛贴之。频换，去恶水，半月取效。不痛不破，内消为水而愈。

蹲鸥丸十　治男妇大小，颈项下、耳前后结核瘰块，连珠疬串，不疼不痛，或破，微疼，皮赤溃烂，久不收口。年近者，一料收功。年远者，服两料全愈。

真香梗芋苈①十斤，去皮，不见火，切片，晒极干

上磨为末，以开水泛②丸，早晚每服三钱，甜酒送下。如不吃酒者，米汤调下。或吃芋苈干片，酒过亦可。此法不用膏丹别药，传授贫人，功莫大焉，并治喉癣亦效。

三妙散十一　治结核瘰疬，遍满脖项，神效。

夏枯草　金银花　蒲公英各五钱

水酒各半，煎服。

湿痰流注神方十二

陈胆星二钱　川贝　僵蚕炒　银花　槐花炒　五倍子各三钱　橘红　秦艽　防风　木通各一钱　甘遂去皮　防已各八分　皂角子鲜者九粒，打碎　肥皂子鲜者十粒，打碎　土茯苓四两，磁峰刮去皮，木杵打碎

痰在背，加羌活五分；在胁，加柴胡五分；在头顶胸前，加夏枯草三钱；在肚腹，加赤芍二钱，泽泻一钱；在

---

①　芋苈：简称"芋"，俗称"芋头"。甘辛，平。消疬散结，治瘰疬，肿毒，腹中癖块，牛皮癣，汤火伤。

②　泛：原作"法"，据文义改。

臂，加独活五分；在腿，加木瓜二钱，牛膝一钱五分；虚人加石斛、苡仁各一钱。

用河水九碗，煎三碗，早午晚各服一碗。痰在心之上，食后服；在心之下，食前服。如虚者分二剂，极虚者分三剂，小儿分四剂。忌食盐、酱、茶、醋、猪肉、鲜鱼、鸡、鹅、发物、煎炒、姜、椒、烟、酒、生冷。方内有甘遂，恐别样丸散内，有甘草相反者，切不可并服。已破者，止服四五剂，不致流于他处，随用十全大补汤（方见后十三），加川贝二钱五分，石斛二钱，乳香炙四分，须数十剂全愈。如多火之人，十全大补汤内减去肉桂。

十全大补汤十三

党参　白术　茯苓　川芎　当归　白芍　熟地　黄芪各一钱　炙甘草五分　肉桂三分

白水煎服。

消痰丸十四　治痰患初起可消，已成脓者，服之减轻。

山甲炙　大黄　明矾各十六两　杏仁霜　当归身各八两川芎四两

各取净细末，水泛①为丸。每服三钱，白汤下。

石珍散十五　治一切火疮，天泡疮。

石膏煅，四两　青黛　黄柏各一两二钱　井泥晒干，八钱

---

① 泛：原作"法"，据文义改。

各取净末，研细和匀收贮，用生地汁调敷。

天泡疮方十六

用蚕豆荚壳，炙灰，菜油调搽。或用莲蓬壳灰，井水调敷，俱效。

蛤粉散十七　治头面耳周身忽生黄栗，破流脂水，顷刻延开，多生痛痒。此因日晒风吹，暴感湿热，或因内伤湿热之物，风动火生。

石膏煅　蛤粉各一两　黄柏生研　五倍子各五钱

共研极细末，麻油调搽，一二日全愈。

疮久不愈效方十八　不拘脓颗疥疮俱效。

大生地　赤首乌各三钱　当归身　净银花　炒白芍各一钱五分　生甘草六分　川芎七分　白鲜皮八分　丹参一钱二分

水煎，冲酒一杯，间日一剂。

又洗药方十九

苦参六钱　地肤子二两　川椒一钱五分

又擦药方二十

芙蓉叶　菊叶各六钱　荆芥穗一钱　生甘草二钱　银花三钱

研极细末，用茶油调匀，频擦之。芙蓉、菊叶，鲜者更妙。

牛皮癣癞方二一

土槿皮一斤 勿见火，晒干磨末　以好烧酒十斤，加榆面四两，浸七日为度，不时蘸酒搽擦。二三十年者，搽一年断根。如槿皮有川产者更佳。一切癣癞并治。

漆疮方二二

螃蟹唾沫蘸搽，或磨刀水泥涂之，或用杉水煎汤洗，或用蟹壳同滑石末蜜调敷，并效。

烫疮膏二三　治汤火烫伤。

全当归　栀子各六钱　槐枝十四寸　榆皮八钱

菜油八两熬膏，隔水化开，涂伤处。

水石散二四　治一切汤火烫破。

寒水石　赤石脂等分

为末，用菜油调搽。破烂有水者，将末洒患处。

汗斑方二五

密陀僧为末，以隔年陈醋调搽。

两腋狐臭方二六

明矾，细末擦之。浴后及出汗后，再用搽擦，常擦可愈。

槟黄散二七　专治远年大小臁疮，臭烂难收口者，先敷此药，俟疮口平满，肉转红色，再贴夹纸膏。

槟榔　黄柏　苍术　黄丹各等分

为末，和匀，菜油调搽。

夹纸膏二八　治臁疮收口。

定粉①四两　糠青②三钱　红土八钱

各取末，先将桐油熬热，再下末药，搅匀，以厚纸二面拖上，待干，出火气。验疮之大小剪贴，一面贴三日，换之。

血风湿烂臁疮方二九

黄柏末　甘草末各五钱　轻粉二钱，研细　粪池中旧砖瓦，洗净，以炭火烧红，淬入醋内，如此七遍为末，一两，共为一处，桐油调敷，早晚二次，先用米泔水洗，然后上药。

血疯散三十　专治远年近日，烂腿、血疯等疮。

烟胶　红土各四两　水龙骨二两

各为细末，和匀，桐油调敷，间日一换，葱水洗。

脚垫伤痛方三一

人走长路紧急，被石块脚底垫肿，不能行走，痛不可忍，急用旧草鞋底，浸尿桶内一夜，将新瓦砖一块，烧红，以浸湿草鞋放砖上，随以脚踏上，火逼尿气入内即消。如走长路，两脚肿痛，亦用此法。若不早治，恐溃烂难愈。

脚气成漏方三二

脚跟一孔，有水流出，其痛异常，以人中白，煅研，

---

①　定粉：为铅粉的别名。用铅加工制成的碱式碳酸铅。甘、辛，味寒，有毒。主入肝、胃、脾经。具有消积，杀虫，解毒，生肌，燥湿止痒之功。

②　糠青：铜在空气中受潮后被氧化，表面所生的绿色碱式碳酸铜。

掺之，即愈。

脚气攻注方三三

急取大田螺数个，捣烂，敷于两足股上，便觉冷趋至足而安。

治脚粗如木桶方三四

用凤仙花叶梗，多多捣汁，煎浓，以笔涂之。以消为度。

脚气疼痛方三五

用广胶①三两，姜葱各半斤，捣汁，另将陈酒糟，取汁一二两，或用米醋一碗，和陈糟春，用细绢滤去渣，取汁，同前药煎成膏，布摊贴之，立刻止疼消肿。

一方　治两足痛如刀剜，不可忍，不红肿者。是症由于湿热积于皮里，气不得达。先用生姜切片，蘸香油擦痛处，随用生姜烧热，捣烂，敷患处，须臾姜干痛止。

痔疮方三六

大生地　马齿苋　象粪　鱼腥草　槐花　野茄根　凤尾草各二两　全当归　银花　胡黄连　野菊花　五倍子　密陀僧　龙骨　黄芩各一两五钱　白芷　赤芍　防风　元参　荆芥各一两

共炒研为细末，用瓷罐收贮，封口，勿泄气。每用五

---

① 广胶：又名水胶、牛皮胶、海犀胶、明胶。为牛科动物黄牛的皮制成的胶。甘，平，入肺、大肠经。具有滋阴润燥，养血止血，活血消肿，解毒之功。

钱，加冰片三分，研细和匀，真麻油调敷。

乳岩治法三七

此症男妇皆有，因忧郁积忿而成。始而乳内结核，不痛不痒，或二年，或四五年不消，其核必溃，溃则不治。初起用犀黄丸（见前外症五），每服三钱，酒下，十服全愈。或以阳和汤（见前外症二二），加土贝五钱，煎服，数日可消。倘误以膏药敷贴，定至日渐肿大，内作一抽之痛，已觉迟延。倘皮色变异，难以挽回，勉以阳和汤日服，或以犀黄丸日服，或二丸早晚轮服。服至自溃而痛者，取大蟾（俗名癞团）六只，每日早晚破蟾腹，连杂，以蟾身刺孔贴患口，连贴三日，内服千金托里散（方见后）。三日后，再接服犀黄丸，可救十中三四。不痛而痒极者，一无挽回。大忌切开，开之，则翻花最惨，不救矣。

千金托里散三八　治一切痈疽疔毒，乳岩乳疬，日久不起发，或脓出不快，内因寒郁等症。

党参四钱　生黄芪　熟黄芪　白芷　当归各一钱五分上官桂五分　川芎　桔梗各一钱　厚朴炒　甘草节　防风各八分　远志肉三钱

引加菊叶、蒲公英各一钱五分。

一方　治乳痈串烂，年久不愈，洞见内腑者。取摇船之橹，上首手捏处旧藤箍剪下，阴阳瓦上焙末，用竹管札绷小筛，日日掺之。如干处以香油调搽，不过半月全愈。

一方　治心窝成漏，溃腐浸淫，经久不愈，用地栗生肌粉（见前外症三八），看疮大小，日日搽之。并治乳头开花，每药一钱，加冰片五厘，用乳汁调搽。

梅疮丹毒类

梅疮初起方一

用豆腐四两，中心开孔，入杭粉①二钱，盛一碗内，蒸热，先将葱三根略煨，嚼下，后吃完腐粉，再饮热烧酒一二杯，用棉被盖暖，于不通一线风处卧，出臭汗一身，人不可近，近则过毒，汗要出尽。衣被送于野外，露洗之。

梅疮七帖散二

金银花三两　生猪油一两　土茯苓四两，忌铁器，打碎　直僵蚕七条，研　皂荚子七粒，打碎　蝉蜕七枚，翅足全，洗净，　肥皂核②肉七枚

共作一剂，三次煎服。早晨空心，用水六茶杯，煎三杯服。午前，四杯煎二杯服，临卧，二杯煎一杯服。每日一帖，连服七日。未发者暗消，已发者收敛，永无后患。毒深者用十四帖。

治梅疮经验方三

生羊肉四斤，用水十大碗，煮熟去肉留汤，撇净油

---

① 杭粉：西湖藕粉的别称。
② 肥皂核：又名肥皂子。为豆科植物肥皂荚的种子。味甘、温，无毒。主治顽痰，风秘，下痢，疮，癣等。

珠，用土茯苓四两，入汤内煮，见金红色，去土茯苓，留汤备用。

金银花　防风　葶苈　桔梗　大黄各一钱　木瓜二钱

用前汤煎半炷香时候，匀作三碗，早、午、晚各服一碗，连服三次，可愈。

如疮稍轻者，以猪肉三斤代羊肉亦可，如有腐烂，用后生肌散。

梅毒生肌散四

软石膏　白龙骨各三钱　海螵蛸一钱　松香五分

共研细末，用粗夏布包末药扑患处。

丹石结毒方五

凡服过房术丹石之药，变生淫湿广疮，医复图功敏捷，投以隐药治之。致成结毒，终身不愈者。用红枣三斤，以杉木作薪饮枣，其火逐次钳出，闷炭，俟枣烂为度，剥去皮核，将所闷之炭，尽数磨末，和枣肉捣匀，丸如弹子大。每日任意嚼之，土茯苓汤过下。久久服之，勿得间断，周身疮毒，可保无虞。盖红枣能解丹石之毒，杉木专祛湿热之侵，乃治梅花结毒第一方也。

结毒穿鼻方六

龟板真酒浆炙三次，取净末，二两　九孔石决明童便淬煅，取净细末　朱砂水飞过，研细末，各二钱

上依法制，和匀，用黄米饭，捣为丸如桐子大。每服一钱，土茯苓一两五钱，煎汤，和好酒送下。看病上下，

食前后服。如服过硫磺者，以水芹菜煎汤服。

中宫丸七

治杨梅丹毒初起，及久害俱效。

黄土三十二两　赤苓皮六两　生大黄　槐花各八两　明矾　生甘草各四两

为净末，水泛为丸桐子大。每服三钱，用土茯苓二两，煎汤送下。

鼻疳穿烂方八

明矾瓦上煅过　鹿角各一钱　人发五钱，灯上烧灰存性

各为细末，花椒汤洗患处，敷，将药末干掺之。如不收口，加瓦松烧灰五钱，和入敷之。

银青散九　治男子下疳，疼极潮痒，女子阴户两旁淫湿，疮疡脓水淋漓，红瘰肿疼，并治玉茎梅疮蛀腐，及小儿痘疤横烂，并痘后余毒不清，满头发黄泡等疮，用此皆效。

白螺壳取墙头上白色者佳，火煅，拣去泥，研细，取净末，一两　橄榄核火煅存性，研取净末　寒水石另研极细，取净末，各二钱　梅花冰片临用时每药二钱，配冰片一分

上共研匀，以瓷瓶盛贮，勿使出气。临用时以麻油调搽，其湿处，干掺之。神效。

横痃方十

用菜油三两，入少年男子头发三钱，铜杓①煎枯去渣，

---

① 杓：通"勺"。《说文解字》："（杓）枓柄也。枓柄者，勺柄也。与柄谓之杓。"

用去壳鸡蛋三枚放碗内，以滚油倾入，连油连蛋食之，立消。

矾蜡丸十一　突生肛痛肿痛，若离寸许，名偷粪鼠。若生于谷道①前，阴囊后，名骑马痈。极为痛楚，乃恶症也。男女患之，皆同治法。

生白矾　白蜡

上药等分为末，陈米饭为丸，每服五钱，空心开水送下。止痛消毒，三服取效。若既溃者，多服不至成漏，屡经试效。

喉口类

治咽喉红肿疼痛痰壅声哑方一

用鲜土牛膝根一两，或二三两，洗净去泥，捣汁，开水冲服。重症可减，轻症可愈。加服大甘桔汤。

大甘桔汤二

桔梗八分　甘草一钱二分　牛蒡子　射干各六分　防风元参各四分

白水煎服。热甚者加黄芩，去防风亦可。

一方　用土牛膝根，将人乳捣烂，吹入。如口不开者，其蛾在左吹左鼻，在右吹右鼻。

一方　用自己指甲，左剪三个，右剪四个，将银器烧红，放甲在内，煅为末，男左女右，吹鼻内。

---

① 谷道：指肛门。

解①**疫清金饮三**　治风火客感时行喉症。

苏薄荷　苏橘红　牛子　丹皮各一钱　桔梗　赤芍　大贝各一钱五分　花粉一钱二分　甘草八分

投数剂，兼用吹散可愈。

济阴化痰饮四　治阴虚火灼，忧思郁虑，致成喉症。

小生地三钱　银花　元参各一钱五分　广皮七分　远志　柴胡各八分　桔梗一钱二分　川贝一钱　赤苓二钱　甘草六分

投五七剂，兼用吹散可愈。

二症愈后，俱服清咽抑火丸（见后十八）旬日，以杜后患。

清咽双和饮五　治一切喉症初起。

桔梗　银花各②一钱五分　当归一钱　赤芍一钱二分　生地　元参　赤苓各二钱　荆芥　丹皮各八分　真川贝　甘草各五分　甘葛　前胡各七分

引加灯心一分，地浆水煎。

胆贝散六　治咽喉乳蛾，一切喉症，吹之立效。

川贝母　生石膏各三钱　花粉七分　芒硝八分

上药各为细末，用雄猪胆一枚调匀，风干，研细末。

活命神方七　专治喉风、喉痹、单蛾、双蛾等症，但阴虚喉痛者不可用。

当门子　新江子仁去油　真大泥冰片　麻黄各一钱　细

---

① 解：原作“鲜”，据《珍本医书集成》本改。

② 各：原无，据文义补。

辛　山豆根各五分　真西牛黄六分　月石末　老姜汁　澄粉
各三分

　　各取净末。遇症，用芦管吹之。

　　点喉神效法八　治喉间肿痛，或烂，出血，大发寒热
等症。

　　用井华水①四碗，入剔牙松叶一握，煎至三碗，用人
中白三钱，研极细。每碗入一钱，调匀。能饮者饮之，不
能饮者，取匙渐滴患处。不论喉间何毒，点之即效。

　　治喉蛾方九

　　枯矾二钱　桑茧烧灰　鸡肶皮②各一钱，烧灰　喜蛛壁
窝③二十一个，烧灰　珍珠三分，豆腐内煮，同灯草，研)

　　共研末。无声为度，用芦管吹之。

　　一方　治患喉蛾，已经气绝，心头微温者，于冬天三
九时候，取老猪婆粪，放屋上，日晒夜露，七日取下。火
煅，至烟尽为度。以水调如粉粥，徐徐灌之。能下总无
不活。

　　治喉风方十　舌大如脬，即时不救，立死者。

　　冰片一分　火硝　硼砂各三分　僵蚕五分　胆矾　青黛
各二分

　　共为细末，吹入即解。

---

　　①　井华水：早晨第一次汲取的井泉水。甘、平，无毒。有安神，镇静，
清热，助阴等作用。

　　②　鸡肶皮：鸡内金的别名。

　　③　喜蛛壁窝：蜘蛛窝。在我国某些区域，把小型蜘蛛统称为"喜蛛"。

一方　凡患乳蛾，咽喉肿痛，刺少商穴，血出即松（少商穴，在大拇指头甲盖旁，间一韭菜叶许即是。男左女右刺之。又患在左，刺右指，患在右，刺左指）。

一方　凡生乳蛾者，头顶发内，必有红泡一个，用银针挑破，出血毒泄，吹药尤效。

治喉癣方十一　喉症惟此最迟，久则失音，不可救。

西牛黄　冰片各一分　山羊血二分　川连　灯草灰各五分　橄榄核灰　血珀各三分　硼砂一钱

共为细末，每一茶匙药，用一茶匙蜜调之，放舌尖上徐徐咽下，一日五次，两月可愈。或加蜒蚰①、梅核烧灰二分于此方内，更妙。

蜒蚰梅方十二

将瓦罐贮霜梅半罐，尽数以蜒蚰入之，藏好。患咽喉症者，取梅一枚，含舌底，即有清水流出。其性极寒，不可咽下，须覆卧张口，将清水吐尽，喉内自松。

立解咽喉肿塞方十三

用夏枯草花十斤，水梨肉一百斤，同煮膏贮瓮中，埋地下，一年后取出。患者含少许，即消。

走马喉痹方十四

用土牛膝根，捣汁漱之（对节，方梗，绿叶有纹者是）。或用牵牛鼻绳，烧灰吹之。

---

①　蜒蚰：即蛞蝓的别名。又名蜒蚰、鼻涕虫等。咸，寒，无毒。有清热祛风，消肿解毒，破痰通经之功效。

咽喉闭塞方十五

腊月初一取猪胆五六枚，用黄连，青黛，薄荷，姜蚕①，白矾，朴硝各五钱，装入胆内，青纸包好，将地掘一孔，方深一尺，以竹横悬猪胆在内，地上仍盖好，至立春日取出，待风吹去胆皮青纸，研末密收。吹之。

碧雪丹十六　治一切风痹蛾癣，时行诸喉症，俱可用吹。已经溃烂者，倍珍珠，加琥珀四分，真紫金藤八分，俱要研细。

土牛膝根鲜者五两，干者七两　银花叶鲜者四两，干者六两

白萝卜苗四两，如无苗，即用去皮净肉十两　荸荠苗五两，如无苗，即用去皮净肉十两

以上四味，用囊盛之，入长流水，浸一宿取起，带水磨，搅匀，澄清取粉。每粉一两为一料，配入后药。

远志八分，去心，甘草水泡　僵蚕甘草水泡，去水上浮涎

硼砂　真川贝　马勃各五分　西牛黄五厘　人中黄　人中白

丹皮各一钱　桔梗三钱　冰片三厘　珍珠四分

以上远志、桔梗、丹皮、僵蚕四味，用文火焙，余各生研极细，无声为度，并前粉和匀，是方为丸。含舌下亦可。为丸用土牛膝鲜者一两，和人乳汁半酒杯，捣汁，加当门麝三厘，和药跌丸如绿豆大。

---

① 姜蚕：即僵蚕。

十叶散十七

芙蓉叶　荷叶　蕉叶　菊叶　银花叶　紫苏叶　柳叶　槐叶　冬桑叶　天名精叶

各应时采鲜者，风干为末，候十叶备齐，等分和匀，瓷瓶收贮。猝遇喉症，外用芦管吹之。内用甘草桔梗汤。或开水调下，每服七分。如遇无名火毒，焮肿红赤，兼可敷消，取并华水，调敷患处。

清咽抑火丸十八

生地六两　丹皮　麦冬　金果榄　元参各四两　连翘去心山栀各二两　甘草一两五钱　北沙参　白芍　归尾　桔梗各三两　远志　泽泻各一两　荆芥穗二两五钱　川黄连五钱

各取净末和匀，炼蜜为丸桐子大，每服三钱，开水下。

口舌疮方十九

用黄连、炮姜灰、青黛、儿茶各等分，为末，掺之。

翠舌方二十

卒然舌大硬肿，咽喉肿闭，即时气绝，名曰翠舌。至危之症。急用皂矾，不拘多少，以新瓦火煅红色，放地上候冷，研细，以铁钳拗开牙关，将药频擦舌上，立效如神。饮以真百草霜，酒调下三钱，并用百草霜和酒涂之。或蒲黄、干姜等分，为末掺之，内用甘草浓煎漱之。

唇裂血出方二一

用黄柏末，以蔷薇根汁调涂。

骨槽风方二二

患在腮内牙根，形同贴骨疽者是。初起若误认牙疼，多服生地石膏，以致烂至牙根，延烂咽喉，不救。当用二陈汤，加阳和丸煎服。或阳和汤（见前外症二二）消之。溃者以阳和汤、犀黄丸（见前外症五），每日早晚轮服。如有多骨，以推车散吹入，隔一夜其骨不痛，自行退出。吹至次日，无骨退出，以枣甲生肌散吹入，内服保元汤收功而止，（二陈汤、阳和丸、推车散、保元汤、枣甲生肌散）五方，俱开后。

二陈汤二三

橘红五钱　制半夏二钱　茯苓一钱　炙甘草五分

阳和丸二四

肉桂五钱　麻黄一钱五分　姜炭三钱

取末，蜜水跌丸如绿豆大。每服六分，和二陈汤内同煎，或送下。

推车散二五

取推车虫①，炙研，每一钱，入干姜末五分，研和吹。

保元汤二六

肉桂五分　生黄芪四钱　生甘草八分

若脓厚，接服阳和汤（见前外症门二十二）。

---

① 推车虫：蜣螂的别名，俗名屎壳螂。

枣甲生肌散二七

指甲五钱，用红枣去核，逐个包甲，以长发五钱扎枣，同象皮薄片五钱，瓦上炙，溶成团，存性，研末，加麝香一钱、冰片三分固贮。

人中白散二八　治男妇大小，口舌糜烂，走马牙疳，并咽喉肿痛，牙床腐溃等症。

真青黛　硼砂　人中白　粉儿茶各一钱　元明粉　马勃　龙脑薄荷叶各五分　梅花冰片二分

共研匀，碾极细，擦之。如病甚者，可加西黄三分、珍珠五分，其效尤捷。咽喉病，以芦管吹之。日三次，夜二次。

牙痛分经治法煎方二九

生地　甘草　防风　熟石膏　荆芥　牡丹皮　青皮各一钱

上门牙属心，加黄连五分，麦冬一钱。下门牙属肾，加黄柏、知母各一钱。上边牙属胃，加干葛、白芷各一钱。下边牙属脾，加升麻四分，白芍一钱。上右尽牙属大肠，加枳壳五分，大黄一钱。上左尽牙属胆，加龙胆、羌活各八分。下左尽牙属肝，加柴胡五分，黄芩、山栀各七分。

牙痛漱口方三十

生石膏末　麦冬各五钱　牛膝　青盐各一钱

上四门牙心火，加条芩、木通、灯心。下四门牙肾火，加知母、黄柏、元参。左边上牙胆火，加胆草、白芍、柴胡。左边下牙肝火，加青黛、苏叶。右边上牙肺火，加桔梗、桑白皮、条芩。右边下牙脾火，加石膏、竹叶、元明粉。以上俱一钱，水煎，对症漱之。

一方　凡人无病，忽然齿长妨食，名曰髓溢，以白术煎汤漱口即瘥。

阴虚牙痛方三一

赤芍　元参各一钱二分　银花一钱　生甘草四分

引加灯心一分，桂圆肉五枚。

牙痛散三二

月石①　火硝各等分

取净末，每药一两，外加冰片三分，擦之。

虫牙散三三

雄黄五钱　草拨②八钱　上冰片八分

各取净末，和匀瓷瓶收贮。牙齿虫蛀作痛用擦之。

口舌糜腐方三四

大红蔷薇花叶晒干，或隔水焙燥（忌火炒），研末和冰片少许，搽擦。如冬月，无叶用根，亦效。

牙疳方三五

旧红褐子烧灰　甘蔗皮烧灰　红枣肉　壁蟢③窝土墙上者

----

①　月石：又名大朋砂、蓬砂、鹏砂。为硼酸盐类砂族矿物硼砂。甘、咸，凉，无毒。具有清热消痰，解毒防腐之效。

②　草拨：即荜茇。

③　壁蟢：又名壁钱、壁镜、壁虫。为蛛形纲壁钱科动物，全体可入药。功能清热解毒，定惊，止血。

佳，炙　狗屎内骨头头烧灰，各七分

俱用阴阳瓦，焙为末。先将疮用米泔水煎洗，后用甘草汤候温洗净，然后吹药。

耳目类

耳脓方一

用胭脂产济宁州，如银朱样紫色者可用，棉胭脂、油胭脂俱不可用　枯矾飞过者　钉锈粉等分

为末，吹。

耳后出血方二

凡人耳后发际搔痒，小窍出血，用止血药不效者，此名发泉。取多年粪桶箍，烧灰，敷之立愈。如指缝出血亦然。或用炒甲片细末，罨①之亦止。

治耳内干痛时或有脓耳外红肿结瘿方三

内治，服归芍地黄丸（即内症八号六味地黄丸加归芍），银花八分，炒栀五分，生甘草三分，钩藤钩二分。煎汤加清盐少许，送下。早二钱，晚一钱五分。

外治用干胭脂烧存性、枯矾各五分，海螵蛸一钱，麝香一分，共为末，用鹅管吹入耳内。结痂，用茶子清油调鸡翎蘸搽之。结瘿，用解凝散（见前外症十二）敷之。

---

① 罨：覆盖，掩盖。

眼患效方四

赤芍　银花　白蒺藜去刺　丹皮　当归　石决明取九孔者，火煅　蒙花各一钱　生地三钱　川芎六分　甘菊花　木贼各八分　川羌活二分　桑叶四片　生羊肝五钱，如无羊肝，用黑芝麻三钱代之亦可

如翳障久患，不能常服煎剂者，照方以分作钱，以钱作两，外加生地二两，丹参二两，蝉蜕去头足，水飞一两五钱，洋参三两，生羊肝全黑者尤佳，总用六两，各取净末，用桑叶四两煎汁，和蜜水跌丸。每早三钱，盐开水下。服之无间，翳障渐退。

清肺散五　治肺金气盛克肝，黑珠连生白星，昏花涩痛。

桑白皮　元参　薄荷　黄芩　白蒺藜去刺　紫苏各一钱　白蔻仁五分，研　甘草三分　广橘红七分，盐水拌炒

水煎，食后服。

滋肾饮六　治肾肝虚损，精血枯竭，瞳人①散大，目视无光。

熟地三钱　天冬二钱，去心　五味子五分，研　枸杞子　川黄柏青盐水拌炒　黑大豆二十粒　牡丹皮　川石斛　甘菊花　真阿胶蛤粉炒　车前子各一钱

水煎，五更时服。

---

① 瞳人：瞳孔。

推云散七 治风寒外侵，火热内炽，肝窍不利，赤痛日久，渐生外障翳膜。

防风　木贼草　秦皮　荆芥　羌活　白蒺藜_{去刺，炒}蝉壳_{去土}　僵蚕_{去丝，炒}　元参　牡丹皮　枳壳_{各一钱，炒}草决明_{二钱，炒}

水煎，食远服。

偏风散八 治偏风，不拘左右，头目疼痛，赤涩怕亮，恶风，眼眶渐小，甚至害目，俗名半爿头痛，治之极效。

苏叶　羌活　防风　荆芥　蝉壳　川芎　细辛_{各一钱}柴胡_{七分}　僵蚕_炒　松萝茶_{各二钱}　甘草_{三分}

加葱头三枚，水煎。半饥时热服，护暖取汗，避风一二日。

眼中胬肉方九

蛇退①一条，以麻油炒黄色，勿使焦黑，加绿豆三合，炒，真砂糖一两，用水一碗，煎成，食远服立退。二三年者，两服即愈。

眼瞠成漏方十

凡眼下空处生疖，出脓，流水不干，日久成漏，诸药不应者，以柿饼去皮取肉，捣烂涂之。十日全愈。

---

① 蛇退：即蛇蜕。

洗眼方十一

杏叶十片

无根水一碗，煎八分，澄清洗之。洗至一年，目如童子。

洗目日期

正月初八　二月初十　三月初五　四月初一　五月初五　六月初七　七月初七　八月初九　九月初七　十月初十　十一月初九　十二月二二

如遇闰月，照前月日期。若用桑叶，不若银杏叶之妙。

眼中堆起肉翳方十二

向屠户取猪鼻头上尖，沿边一道皮，煅研为末，用好酒，每早下三钱，两日后退净。

眼内白珠夹起红翳方十三

用羚羊角，磨四分，杭菊花六分，煎汤调下，三四服，自退。

昏花眼方十四

用童便，浸菊花洗之。

跌打伤损类

跌伤接骨方一

用大活蟹一只，脚爪全，捣烂，冲热酒，尽量饮醉，再以渣罨患处，半日，骨内有声，即接。伤在上者，食后服。在下者，食前服。骨碎垂危，用乳香、没药各三钱，加骨碎补一钱五分，冲蟹酒饮之，并效。

一方　治跌打闪挫伤损不出血，但外有青肿紫色者。先用葱白捣烂，炒热敷痛处，随用生大黄研末，姜汁调敷，并尽量饮前蟹酒，即愈。

跌打接骨敷药方二　此方百试百验，不可轻视，勿以药料甚贱而忽之也。

支子[①]炒黑　面各三钱，生军不可见火　没药各二钱　刘寄奴　薄荷骨　川乌　草乌各四钱　姜十片　葱一把

各药捶烂，加醋一小杯，和匀，炒热，敷患处。外骨断处，用夹板夹紧，对时一换。若伤骨重者，加桂枝一钱，骨碎补二钱，松香一钱，方内生军用五钱。不肿不用醋，皮破不用醋。

一方　治跌打损伤，碎骨在皮内作脓，用田螺捶烂，加酒糟同捣，四围敷上，中留一孔，其骨即出。

止血定痛散三　治跌打损伤，皮破血流。

真檀香　陈矿灰　云苓各一两　蝉蜕去头足，水飞　蛇蜕去头足，水飞　生半夏各三钱　珍珠一钱　象皮一两，无象皮，用真象牙五钱代之

研细末，无声为度，瓷瓶收贮。遇跌伤，取末糁患处，立可止血定痛。结痂后，用真麻油调，鸡翎蘸搽，痂

---

① 支子：即栀子。

落后，并无瘢点。方内有生半夏，切忌入口。

生肌定痛散四　治同前

真紫檀香　丹参　云苓各一两　降香　远志各五钱　琥珀　血蝎各三钱

取末和匀糁患处，止血定痛。如伤手伤风，延蔓横害，每药末一钱，加蝉蜕、蛇蜕各三厘，糁患处。糁后结痂不落，用麻油稀调，鸡翎蘸润之。口疮舌裂，并可用吹。

一方　治跌打损伤，皮破血出，仓猝不及用药，取真白蜡，净白糖霜各等分，研细糁破处，立可止血。

金刀散五　治一切跌破血流不止，及刀斧所伤，用之止血定痛生肌。

松香　夏果　刘寄奴各等分

为细末，和匀，糁伤处。

刀斧伤出血不止方六

用陈石灰同韭菜捣烂，阴干研细。每末一两，加紫黑降香节，锉三钱，和匀，糁患处，立刻生肌止血。虽切断亦接。忌下生水。金疮并治，端午日合更妙。

金疮血出不止方七

用紫黑降香节，锉末微炒，出汗，五倍子打碎，炒黄色，各等分，为细末糁之。

破伤手足方八

用自己小便，淋伤处。虽痛甚，立止。

外科膏子九　治一切跌打损伤，汤火伤烂，将翎毛涂上，即愈。

麻油八两　鸡蛋黄一个　头发三钱　朱砂水飞　银朱各一钱，水飞　黄蜡六钱

先将油入无硝硫砂锅内，文火煎。后入蛋黄，熬化尽，再入头发剪寸长，以箸顺搅，化尽，始终文火顺搅，方入朱砂、银朱，再入黄蜡，掇锅安地上，一宿后收用。

从高坠下跌闷不醒方十

甘松　三奈①　白芷

等分为末，每服一钱二分，滚水灌下，立苏。

接骨入骱方十一

骨碎补　川续断　威灵仙各一两

用陈酒二斤，煎数沸滤清，随量热饮之，以尽醉为度。并将药渣捣烂，熨揉伤处，扎三日愈。

一绿散十二

治打扑伤损眼泡，赤肿疼痛。

芙蓉叶　生地各等分

共捣烂，敷眼泡上。或为末，以鸡蛋清调匀，敷亦可。

七厘散十三　治一切跌打伤损，树木山石伤折。

归尾二两　儿茶六分　朱砂　乳香　没药各二钱八分

---

① 　三奈：即山奈。

红花　雄黄各八钱　冰片　麝香各二分四厘　血竭二钱四分

　　各为极细末，和匀，以瓷瓶收贮。每服七厘，烧酒调，百花酒送下。并用酒调敷伤处。

　　参芪紫金丹十四　此丹提补元气，健壮脾胃，止渴生津，增长精神，和通筋血，伤重而气虚者，最宜服之。

　　上黄芪炙　党参各四两　丁香　当归酒洗　血竭　骨碎补　北五味各一两　五加皮　没药去油，各二两　甘草八钱茯苓一两五钱

　　炼蜜为丸，每服三钱，早晚淡黄酒化服，童便亦可。

　　三黄宝蜡丸十五　专治跌打损伤，刀箭枪伤，一切棒疮破损，风伤刑伤，急血奔心，及疯犬毒虫咬坠马，瘀血凝滞，痰迷心窍，危在顷刻，诸险症。

　　天竺黄天竺黄乃竹之精液结成就，如黄土着竹成片者是　红芽大戟　刘寄奴　血竭各三两　明雄黄　儿茶各二两　当归尾一两三钱　琥珀　水粉　麝香各三钱　朴硝一两　藤黄四两，用秋露水隔水滚十数次，去浮沉，取中，将山羊血拌入晒干山羊血一两，研细，入藤黄内

　　上药各为细末，分两要足，如无真天竺黄，即以九转胆星三两，并醋炙瓦楞子一两代之。用提净黄蜡二十四两，炼溶离火开，入滚汤内，坐定，将各药末掺入，不住手搅匀，取起，用瓷器盛贮听用。极危笃者一钱，次者五分，无灰黄酒化下。外敷，用香油隔汤炖化，勿见火。如受伤日久，病势深重，速服数次，能令周身瘀血尽变为

新，活络舒筋，真起死回生之圣药也。服后，忌生冷瓜果、烧酒一二日。

琥珀丸十六　治跌打损伤，五脏有瘀血在内，不能饮食，不大便者。

大黄酒炒　桃仁去皮尖　苏木捣末　姜黄各二两　朴硝　槟榔　黑丑半生半熟　三棱酒煮　香附　赤芍各一两　巴豆肉炒紫黑，六钱　红花七钱　肉桂　乌药各五钱　木香三钱

共为极细末，将朴硝化水，去渣，面糊为丸绿豆大，朱砂为衣。每服三钱，大便行三次后，吃冷粥，即止。

内伤酒药方十七　治跌打及劳伤太过，腹胁腰膝、筋骨肢体疼痛无力。不拘远年近日，男女老少，皆效。

红花　桃仁炒　秦艽　续断　广木香　砂仁炒　牡丹皮　威灵仙各一两　当归　五加皮　怀牛膝各三两　骨碎补捶碎，忌铁，晒干　胡桃肉炒　杜仲炒　丹参各二两

择道地药，制过，晒干，用陈酒二十斤，将一半同药隔汤煮大线香三炷，待冷定取开，将所存之酒，冲入封固。每日早晚，随意温服一二杯。

熨方十八　凡跌打损伤，不论新久，先用此方熨伤处，轻者不必再用药，重者先用此方，再擦药服药更妙。

面皮一斤，做面筋洗下者便是

干炒热，用绸①包，喷酒在绸上熨，再喷再熨。俟血

---

①　绸：粗丝织成的绢。

卷二　外科门

七九

脉行动，再擦药服药则更效。伤重者，先服药，然后熨。

治打绵臀方十九

以锡箔用无根井水湿过，铺杖处，以手掌着力拍打即消。

一方　用木耳四两，炒黄为末，蜜调敷患上。

棒疮膏二十

用麻油四两，煎滚入鸡子黄三个，熬枯捞去，再入洗净血余五钱，又熬枯捞去，下白蜡五钱，冰片三分，和匀冷透，薄敷患处。

杖疮方二一

杖毕，即用童便、陈酒各一钟，和匀，温服，免血冲心，甚妙。即用葱，切烂炒热，搭杖处，冷则再易，止痛消肿散瘀神效。跌打损伤，此法亦妙。如无葱，用热豆腐，敷在杖处，其气如蒸，其腐即紫，复易去，以淡为度。

杖后敷药方二二

樟冰七钱五分　生大黄末，七钱　生半夏末，三钱

生猪油捣和，摊草纸上，贴之扎紧，一宿，用葱椒汤洗。

夹棍伤方二三

急用热童便一桶，将足浸之。如冷，用烧红砖二块，淬之即热，直浸至童便面上浮起白油，其伤尽出。再用肥皂，捣如泥，鸡子清和敷伤处，以草纸包裹脚，缚紧，一

夜不可动。内服人中白煅一两，乳香、没药箬[①]包炙，各二钱，牛膝三钱，木耳烧灰五钱，自然铜煅五钱，共为末，用牛膝一钱五分，煎酒调下三钱。

内伤久发方二四

凡跌仆夯伤，胸胁腰肋等处，并肩挑负重，失足蹬筋。初时不觉，延至经年累月，忽后疼痛，浮面按之不痛，揿重方觉，或咳呛吸气，牵掣吊疼。此乃内伤，气逆血滞，久恐患壅毒。宜用生大黄细末一两，止可烘，慎勿火炒，以老姜二两，舂烂，串滚水一杯，绞汁，隔汤顿温，调大黄末，如膏药黐[②]式，涂于痛处，不必留头，盖以粗纸，外用帛扎之，一日一换，三次即愈。如伤三五年者亦效。

---

① 箬：箬竹的叶子。
② 黐（chī 吃）：黏。《广雅·释诂四》：“黐，黏也。”

卷三　妇科门

妇人之症，与男子同，而有不同者。立天之道，曰阴与阳。立地之道，曰柔与刚。妇人之不同于男子者，阴柔其性也。人之一身，气运乎血，血丽乎气，而妇人尤以血为先天之本。血于妇人，犹水之行地中。自二七而天癸至，荣华贯乎百脉，而疾病亦莫不由之。自行经而孕育，而胎前，而产后，症有主有客，而总以调和气血为主。气血调，经脉和，腠理固，病何从生？体此以制方，百不失一矣。彼误任攻伐者，在柔脆之质，为祸尤烈。往往有阴罹其惨而不悟者，良可哀也。辑妇科。

益母丸一　治妇人赤白带下，恶露淋漓不止，及胎前产后诸症。

益母草方梗，对节，生叶，叶类火麻，四五月间开紫花是，白花非

于五月间，采取晒干，连根茎叶，勿犯铁器，磨为细末，炼蜜丸如弹子大。每服一丸，用热酒和童便化下。若临产时，仓卒未合，只用生益母草，捣汁，入蜜少许服之，其效甚大。或用砂锅，文武火熬成膏，如黑沙糖色，入瓷罐收贮。每服二三匙，或酒或童便调下，亦妙。

归神汤二　治妇人梦交盗汗，心神恍惚，四肢乏力，饮食少进诸症。

党参二钱　白术一钱半　白茯苓　归身各一钱　炒枣仁
陈皮各八分　甘草五分　圆眼肉七枚　羚羊角　琥珀各研末，
五分

上羚羊角、琥珀二味不煎，余药煎熟去渣，入二末和
匀，食前服。

八珍养血丸三　治月候不调，赤白带下，皮寒骨热，
肢体倦怠，并一切崩淋干血等症。

上炙芪　大生地　白术　丹参各三两　当归　陈阿胶
茯神　云茯苓　白芍各一两五钱　远志八钱　川芎一两　炙
草五钱

各取末，杜仲十两熬膏，和炼蜜为丸。每服四钱，淡
酒下。如症势重者，早三钱，姜汤下，晚二钱，淡酒下。

加味归脾丸四　治脾不统血，以致妄行，并心悸怔
忡，胃口不调，饮食不香，阴虚寒热以及产后失调，经行
乖舛诸症。

党参　黄芪炙　白术炒　云苓　炒枣仁各二两　远志
当归各一两　广木香煨　炙草各五钱　柴胡八钱　麦冬一两五
钱，去心，糯米拌炒

各取末，用桂圆肉四两煎汁，小红枣六两，去皮核，
煮烂和丸。每服二钱，早服，锅焦粉汤下，晚服，淡
酒下。

一味生新饮五　治于血痨症。

全当归五钱，酒洗

水酒各半，浓煎，分早晚服，半月取效。前症由于先天不足，兼之七情所伤，照方服，加服养血丸（见前三号），兼进八珍汤（见内症十三），加陈阿胶二钱，制杜仲一钱五分，汤丸并进，可以渐愈。慎勿轻用通经逐瘀，如桃仁、代赭之类，恐致崩下晕脱，不可救药也。

一味厌红散六　治血崩不止。

陈棕三钱，烧灰存性

陈酒调下。前症由气不摄血，照方服，加用补中汤（见内症十号）、八珍汤（见内症十三）相间投之。俱用陈棕灰五分为引，兼服归脾丸（见前四号），可以渐愈。

种玉酒七　治妇女经水不调，气血乖和，不能受孕，或生过一胎，停隔多年，服此药酒百日，即能怀孕。如气血不足，经滞痰凝者，服至半年，无不见效。受胎后加服泰山盘石散（见后十二号），保护胎元。

全当归五两，切片，此能行血养血　远志肉五两，用甘草汤洗，此能散血中之滞，行气消痰

上二味，用稀夏布袋盛之，以甜三白酒十斤浸之，七日为度。每晚随量温饮之，慎勿间断。服完照方再制。再于每月经期，加用青壳鸭蛋，以针刺孔七个，用蕲艾五分，水一碗，将蛋安于艾水碗内，饭锅上蒸熟，食之。多则五六个，少则二三个，尤妙。

荞脂丸八　凡闺女在室行经，并无疼痛，及出嫁后，忽患痛经，渐至滋蔓，服药罔效。此乃少年新娘，男女不

知禁忌，或经将来时，或行经未净，遂尔交媾，震动血海之络，损及冲任，以致瘀滞凝结，每致行经，断难流畅，是以作疼，名曰逆经痛。患此难以受孕，医不明此，猜寒猜热，论虚论实，混治无效，惟投以此方多神应，痛止经调，俱得产育。

荞麦五升，淘去灰，晒燥，磨筛去粗皮，取净面，听用。荞麦补充冲任脉络，且兼化瘀滞　画边胭脂二两，此系苏木、茜草、红花，佐以乌梅煎染绵玺而成，取其温润之气威而不猛

上将画边胭脂，煎浓汁，捣和荞麦净面为丸如桐子大。每早服五钱，开水下。忌食猪肝、羊血、糟醋。

一味利关散九　治赤白沙淋诸症。

真赤茯苓五钱，为末，空心豆腐浆调下。

一味归经饮十　治月经逆上，出于口鼻。

韭汁一小杯，和童便温服。吐血、咯血、昏晕等症，服此方亦能取效。

探胎饮十一　妇人经水不来三月，疑似用此验之。

川芎不拘多少，为末，不见火

空心煎艾汤调下五分，觉腹中动，则有胎也。脐之下血动者，乃血瘕也。不动者，血凝也，病也。

泰山盘石散十二　治妇人气血两虚，或肥而不实，或瘦而血热，或肝脾素亏，怠惰少食，屡有堕胎之患。此方和平，兼养脾胃气血。觉有热者，倍黄芩，少用砂仁。觉胃弱者，多用砂仁，少加黄芩。更宜戒恼怒欲事，屏酒醋

辛热之物，可保无堕。

党参焙　糯米各三钱　黄芪蜜炙　川断　黄芩各一钱
川芎　甘草蜜炙　砂仁研，各五分　白芍酒炒　熟地各八分
白术土炒，二钱

白水煎服。但觉有孕，隔三五日，常用一服，过四个月，方保无虞。其药渣可倾入河池内，与鱼食之，以有糯米故也。

千金保孕丸十三　治妊妇腰背痛，惯堕胎，服此可免半产之患。

川续断二两，酒拌炒　厚杜仲四两，切片，用白糯米炒断丝

上共为末，以山药四两糊丸如桐子大。每服八九十丸，用米汤空心送下。戒恼怒，忌食酒、醋、猪肝、发火等物。

徐东皋曰：妇女凡怀胎两三月，惯会堕落，名曰小产。此由体弱，气血两虚，脏腑火多，血分受热所致，医家安胎，又多用艾、附、砂仁热补之剂，是速其堕矣。殊不知血气清和，无火煎烁，则胎自安。大抵气虚则提摄不住，血热则滥溢妄行，欲其不堕，得乎？香附虽云快气开郁，多用则损正气。砂仁快脾，多用亦耗真气。况香燥之性，气血两伤，求以安胎，适以损胎也。惟泰山盘石散、千金保孕丸，能夺化工之妙，百发百中，万无一失。

护胎饮十四　治经虚漏胎。

川芎六分　归身　炒白芍　云苓各一钱　上党参蜜炙

大生地炙，各三钱　焦白术　制杜仲　川续断各一钱五分　炙草五分　丹皮八分　淮岳二钱　姜皮一分　南枣二枚

怀孕二三月，忽然腹痛下血，如欲小产，照服一二剂，可以固气安胎。纵然小产，亦能平善，勿易视之。

安胎饮十五　妊娠五七个月，用数服，可保全产。

党参　白术　当归　熟地　川芎　白芍　陈皮　炙甘草紫苏　炙黄芩各一钱

引加姜五分，白水煎服。

银苎酒十六　治妊娠胎动欲堕，腹痛不可忍，及胎漏下血

苎根二两　纹银五两　酒一碗

如无苎之处，用茅草根五两，加水煎之。如不善饮者，水煎，加酒饮之亦可。

益母地黄汤十七　治妊娠跌坠，腹痛下血。

黄芪炒　生地　益母草　当归各二钱

引加姜二分，白水煎服。

束胎丸十八　怀胎七八个月，恐胎气展大难产，用此扶母气，束儿胎，自然易产。然必胎气强盛者乃可服。

条黄芩酒炒，勿太熟，冬月一两，夏月半两　白术三两　陈皮二两　白茯苓七钱五分

上为末，粳米粥糊丸，桐子大。每服五十丸，白汤下。

芎归补中汤十九　治气血俱虚半产。

川芎　炙黄芪　当归　白术炒　党参　白芍炒　炒杜仲　炒阿胶各一钱　艾叶二分　五味子四分，炒研　炙甘草五分

白水煎服。

保安煎二十　治妇人难产，横生逆产，以致六七日不下者。或婴儿已死腹中，命在垂危，照方服之，立刻即下。保全母子两命，服之无不效验。此方异人所授，愿以救世活人，每见收生稳婆，用手取割，立伤产妇，深可恻悯，切忌切忌。如临月二三日前觉行走动履不安，预服一剂，可保万全。此方屡试屡验，活人无数矣。

当归酒洗　川芎各一钱五分　厚朴姜汁炒　蕲艾各七分　菟丝子一钱四分　川贝母一钱，去心　枳壳六分　川羌活　甘草各五分　荆芥穗　炙黄芪各八分　炒白芍一钱二分，冬日一线钱

水一钟，姜三片，煎八分，预服者空心服，临产者随时服。

固元饮二一　治妊娠三月后，胎动下血，或因倾跌欲堕，服此惧可保安。

大生地四钱　川芎六分　归身　川续断　云苓各二钱　炒白芍　制杜仲　丹参各一钱五分　焦白术一钱三分　炙草四分

煎成，加淡酒半小杯冲服，胎生者安。如已死腹中，方去川续断，加败龟板三钱（炙），血余灰五分，芒硝六

分，投一剂，自然收缩而下。

一味通瘀饮二二　治小产后恶露不行，小腹胀痛等症。

丹参六钱，酒浸一宿，炒

每取二钱，煎成一小盏，和入童便、淡酒各半小杯，更加姜汁一滴，每早服一次，三次为度。凡小产重于大产，尤宜加慎调养，小产后照取阳和生化汤（见后三四号），煎服一二剂，兼进是方，可免小产变生诸症。

疏解散二三　治妊娠伤寒初起，项强恶寒肢冷，骨节酸痛，身体倦怠，默默不语，投是药一剂，肢体稍和，得汗未透，再一剂自然汗解，解后无庸他药。服芎归（见前十九号）、八珍（见内症十三）等汤，数剂，可以保安。如他症悉除，惟余烦渴，投加味逍遥散（见内症二六）二剂自愈。

川芎一钱　全归二钱　建曲　夏曲　生黄芪各一钱五分
砂仁四分　枳壳炒　防风各八分　桂枝五分

引煨姜一片，葱白三钱。

正气饮二四　治妊娠疟。

荆芥炒　川芎各八分　当归　建曲　夏曲　赤芍各一钱五分
苍术炒　白术各二钱　橘红一钱　赤首乌三钱　枳壳六分，炒
藿香叶五分　桂枝木四分，尖

引加姜皮二分，葱白三寸。二剂后，疟发渐早渐轻，去葱白、桂枝、荆芥、枳壳、建曲、夏曲，加党参、大生地、法制半夏各三钱，柴胡六分，炙甘草八分，引去姜

皮，换姜一钱五分。疟先时服，二剂应止。如未止，日进
芎归汤（见前十九）一剂。疟先时投五福饮（见内症十七）一
剂，自然渐止。止后投八珍汤（见内症十三）数剂，可以
保安。

祛邪化滞煎二五　治妊娠痢。

川芎　黄芩各八分　当归　炒白术各一钱五分　建曲
夏曲各二钱　藿梗　云苓各一钱　赤芍一钱二分　煨木香四分
炙草三分

引加姜皮分半，砂仁壳二分，冬瓜皮五分，投二剂，
化滞祛邪，和调荣卫，痢应可止。如未止，用归芍六君汤
（即前内症二二，香砂六君汤，去藿香、砂仁，换当归、白芍各一
钱），和入香连丸（见内症五九）一钱，服三五剂自愈。愈后
加服八珍汤（见内症十三）数剂。

疏风利阴煎二六　治产妇中风，不省人事，口吐涎
沫，手足瘛疭。

归身四钱　荆芥穗一钱五分

上药为末，每服二钱，水一盏，酒、童便各一小杯，
煎成灌之，下咽即解。

万应无忧散二七　胎前临产之月，间一日服一剂。临
产时，有力之家，照方加好人参七分，无力者，加上炙黄
芪二钱。

当归身三钱　焦术　炒黄芩各一钱五分　广皮五分　益
母草　大熟地各二钱　大川芎　茯苓块各一钱　炙草四分

大腹皮八分，黑豆汁洗净

紫炁丹二八　治横生逆产、难产者。

全当归一两　川芎　柞树皮各五钱　红花二钱　炙黄芪三钱　败龟板一个，炙

照分两，每料蜜成三丸。

每服一丸，丹参二钱，煎汤服。若膏粱体弱甚，加人参二钱，藜藿体不加即产也。

佛手散二九　治怀孕六七个月，因跌磕伤胎，腹中疼痛，口禁昏闷，或心腹饱满，血上冲心，及产后腹痛，发热头疼诸症。

当归五钱　川芎三钱

水一盏，酒小杯，同煎，照服一二剂，胎生者安，胎死者下。如横生倒产，子死腹中者，如黑马料豆五钱，炒焦，乘热淬入酒水中，加童便一杯煎服。

当归芍药汤三十　治妊娠心腹急痛，或去血过多，眩晕等症，

当归　白芍炒　白术炒　茯苓　泽泻各一钱　川芎二钱

白水煎服。

加味芎归汤三一　治分娩交骨不开，或五七日不下垂死者。

生过男女妇人发三钱，烧灰存性　自死龟板一个，炙酥用　川芎七钱　当归一两

水煎服，不问生死胎俱下。

仙传通津救命至灵丹三二　治裂胞生，及难产数日，血水已干，产户枯涩，命在垂危者，服之神效。

桂圆肉六两，去核　生牛膝梢一两，用酒一杯浸，捣烂

将桂圆肉煎浓汁，冲入牛膝酒内服之，停半日即产。

平胃散三三　治胎死腹中，其舌多见青黑，口中甚秽而呕，腹中不动，只觉阴冷重坠者是。

厚朴姜汁炒　陈皮各三钱　朴硝五钱　炒甘草一钱二分
苍术三钱，米泔水浸去皮，炒

照方用河水一盏，酒一盏，煎十数沸，入朴硝，再煎数沸，温服。其死胎即化水而出，万不失一。

一方　用朴硝末三钱，以热酒和童便调服，立下。或用佛手散（见前二九）调服，亦妙。

阳和生化汤三四　治产后恶露不行，儿枕作痛①，并一切血晕诸症。是方一产下，即服之。留渣再煎再服，时不论冬夏，人不论强弱，俱宜照服，切勿加减，小产亦宜照服。

当归五钱　炙草五分　炮姜四分　川芎二钱　丹参一钱五分　桃仁九粒，去皮尖

煎好，加花酒童便各半小杯，冲服，以杜产后诸患。

紫霞丹三五　治产后血晕惊风，一切危症。

熟地　川芎各四钱　当归八钱　黑荆芥一钱，炒　炮姜五

---

①　儿枕作痛：病证名。出《古今医鉴》卷十二。又名产枕痛、血枕痛、产后儿枕腹痛等，指产后小腹疼痛。

分　丹参一钱五分　桃仁五粒，去皮，研　益母草一钱

　　煎成，加童便一杯和服。

　　一方　治产后血崩大下不止，用蒲黄炒黑为末二钱，以川芎、当归各二钱，煎汤调服。

　　一方　治产后血不止，用百草霜（取烧野草者）一钱，酒调，和入八珍汤（见内症十三）内温服。

　　一方　治产后昏晕，急将乱发浸陈醋烧于床前，立苏。即取童便一碗温服，可保无虞。

　　养营惜红煎三六　治产后鼻中流血不止。

　　归尾三钱　川芎一钱五分　荆芥穗一钱，炒黑　血余灰五分

　　煎成，加陈京墨酒磨汁半小杯，童便一小杯，和温服。

　　一方　用本人顶心发三五茎，红绒线三五茎，合扎右手中指节上，令极紧即止。此乃瘀血逆行，产后危症，仓猝无医，速宜用此。

　　华佗愈风散三七　治产后中风，口禁手足抽掣，角弓反张，或血晕不省人事，四肢强直，或心头倒筑，吐泻欲死。

　　荆芥穗除根不用，焙干，为末

　　每服三钱，童便调服。口噤则挑牙灌之。龈噤则不必研末，只将荆芥用童便煎，俟微温，灌入鼻中，其效如神。同黑豆酒并用，更妙。

一方　用黑豆五钱，炒至烟起，再入连根葱头五个同炒，随入好酒一杯，水一盏，煎成温服，出汗即愈。

邪滞双解散三八　治产后疟。

川芎六分　当归　建曲　夏曲　炒苍术各一分五钱　枯谷牙　炒白芍　藿香叶各一钱　云苓　丹参各二钱　大生地三钱，炙

引葱八分，煨黑姜一钱。肢冷，加桂枝尖木三分。二剂后，疟来已正，方内加升麻、炙柴胡各四分，生熟首乌各一钱五分，投二剂，可止。如未止，再投二剂，接服休疟饮（见内症五四）与八珍汤（见内症十三），相间服之，可期渐愈。

快脾饮三九　治产后痢。

当归　建曲　夏曲各一钱　老苏梗四分　赤苓块二钱丹皮八分　藿梗六分　淡干姜二分　炙草三分

照服二剂，加大生地一钱五分，姜汁炒碳，淮岳二钱，广皮七分，丹参二钱，砂仁壳四分，冬瓜皮八分，白蔻肉四分，大南枣二枚，再四剂，取和解而愈。

当归补血汤四十　产后大补阴血，退血虚发热如神。

黄芪一两，蜜炙　当归三钱

水二碗，煎一碗，一服立愈。分两不可加减。

通脉汤四一　治乳少或无乳。

生黄芪一两　当归　白芷各五钱

七孔猪蹄一对，煮汤，吹去浮油，煎药一大碗服之。

覆而睡即有乳。或未效，再一服无不通矣。其新产无乳者，不用猪蹄，只用水酒各一盏煎服。体壮者加好红花五分，以消恶露。

一方　用雄猪白胰一个，切碎，炒半熟，加入黄酒一碗，顿热空心连胰服之，两三次效。是方体壮者宜之。

一方　用赤小豆四钱，煎汤频饮，即通。是方体弱者宜之。

吹乳饮四二　治乳痈初起。

蒲公英一两　金银花藤二两

捣汁，和热酒服，留渣敷患处。

开郁流气散四三　治乳硬如石。

槐花三钱，炒　远志三钱

上为末，每日陈酒调服，半月取效，外用远志葱蜜饼敷之（远志葱蜜饼敷法，见外症六号，益气养营煎后引）。

益血和中散四四　治乳岩、乳疬初起。

用败龟板，煅存性，每服三钱，糖拌，好酒送下，尽醉，即消。

托里散四五　治乳疬溃烂，至见脏腑。

雄鼠粪两头尖者是，炒　露蜂房煅　土练树子①经霜者，炒川练②不用

上等分为末，每服三钱，酒下，间三日一服，数日脓

---

① 土练树子：即土楝树子。
② 川练：即川楝子。

尽，疮口渐收。

治妊娠小便不通，腹胀如鼓，数日垂死，用猪脬吹胀，以鹅毛管子安上，插入阴孔，捻脬气吹入即通。通后，加服补中汤（见前内症十）一二剂。

治产后阴翻，用泽兰叶五钱，煎浓汤熏洗，即收。

治产后阴肿，此症皆因下体受风，形似生毒，红赤肿疼，用葱白一两研膏，入乳香一钱研匀，敷贴患处，即消。

一方　用羌活、防风各一两，煎汤熏下体，亦消。

治子肠不收，用蓖麻仁十四粒，研膏，敷头顶心，肠收上，即速去之。去之不速，恐生变异之症，慎之慎之。

治产后肉线下垂，此症因产妇用力太过，垂出肉线，痛彻心脾。急捣连皮老姜三斤，入麻油二斤，炒干，先以熟绢盛起肉线，纳入产户，乃以绢袋盛姜，就近熏之。冷则更换，渐次缩入。重者须一二日可愈，断则不治。

治乳胀不回，用大麦芽炒黄，煎服，神效。

治乳悬怪症，产后两乳忽长，细小如肠，垂过小腹，痛不可忍，用川芎、当归各二钱，浓煎频服，仍用二味烧熏，令病者吸之。又以蓖麻子一粒，研烂，贴其头顶，当渐收上，既收复旧，速即洗去蓖麻子。

附录：《达生论》

临产六字真言：一曰睡，二曰忍痛，三曰慢临盆。

初觉腹痛，先自家拿稳主意，要晓得此是人生必然之理，极容易之事，不必惊慌。但看痛一阵不了，又疼，连连五七阵，渐疼渐紧，此是要生，方可与人说知，以便伺候。若痛得慢，则是试痛，只管安眠稳食，不可乱动。此处极要着意留心，乃是第一关头，不可忽略。若认作正产，胡乱临盆，则错到底矣。

此时第一忍疼为主，不问是试痛，是生产，忍住疼，照常吃饭睡觉。痛得极熟，自然易生，且试痛与正产，亦要疼久，看其紧慢，方辨得清。千万不可轻易临盆坐草，揉腰擦肚，至嘱至嘱。再站时宜稳站，坐时宜正坐，不可将身左右摆扭。须知此处，要自家作主，他人替不得，与自家性命相关，与别人毫无干涉。

到此时必要养神惜力为主，能上床安睡，闭目养神最好。若不能睡，暂时起来，或扶人缓行，或扶桌站立片时，疼若稍缓，又上床睡。总以睡为第一妙法。但宜仰睡，使腹中宽舒，小儿易子转动，且大人睡下，小儿亦是睡下，转身便不费力。盖大人宜惜力，小儿亦惜力，以待临时用之。切记切记。无论迟早，切不可轻易临盆用力，切不可听稳婆说孩儿头已在此，以致临盆早了，误尽大事。盖母子一气，子在母腹中时，母之气力，即子之气力，母若无力，则子亦无力矣。故母不轻用力，儿便有气势，自会钻出，何须着急。因恐小儿力薄，其转身时用力已尽，及到产门不能得出，或亦有之。宜稍用力一阵助之，则脱然而下矣。

或曰：大便时亦须用力，如何生产不用力。不知大便呆物，必须人力，小儿自会转动，必要待其自转，不但不必用力，正切忌用力。盖小儿端坐腹中，及至生时，垂头转身向下，腹中窄狭，他人有力难助，要听其自家慢慢转身到产门，头向下，脚向上，倒悬而出。若小儿未曾转身，用力一逼，则脚先出，以为诧异，且赠之美名曰脚踏莲花生。或转身未定时，用力一逼，则横卧腹中，一手先出，又名之曰讨盐生。即或转身向下，略不条直，用力略早，亦或左或右，偏顶腿骨而不得出。不知此等弊病，皆是时候未到，妄自用力之故。奉劝世人，万万不可用力，然亦非全不用力，但当用力，只一盏茶时耳。其余皆不可乱动者也。即如大便，未到其时，纵用力亦不能出，而况于人乎？

或问：何以知此一盏茶时而用力乎？曰：此时自是不同，若小儿果然逼到产门，则浑身骨节疏解，胸前陷下，腰腹重坠异常，大小便一时俱急，目中金花爆溅，真其时矣。当于此时临盆，用力一阵，母子分张，何难之有？更有第一妙法，凡女子临产，其两手中傍，脉必跳动异于往时，直至中指第二节，脉亦乱动，方是的真时候。于此时临盆，则用一口气送下便生矣。

或曰：早一时断乎不可矣。不知迟了一时，可不妨否？曰：不妨。若果当其时，必无不出之理，然或偶有不出者，则小儿力尽不能得出，宜令上床安睡，使小儿在腹中，亦安睡歇力，少刻自然生矣。

或曰：倘或儿到产门，而大人睡下，岂不有碍？曰：更好。盖小儿向下时，而大人坐立，则小儿倒悬矣，岂能久待！今大人睡下，儿亦睡下，有何妨碍。又曰：倘或闷坏，奈何？曰：他十个月不曾闷，今乃闷乎。

或曰：不宜用力，已闻教矣。不知先误用力，以致横生倒产，有法治之否？曰：急令安睡，用大剂加味芎归汤服之，将手足缓缓托入，再睡一夜，自然生矣。又曰：托之不入奈何？曰：若肯睡，再无托不入之理。若到此时，仍不许他睡，又或动手动脚，乱吃方药，吾未如之何矣。若儿身已顺，产户已开，儿已露顶，犹不下者，此因儿身回转，脐带绊肩故也，名曰碍产。即令产母仰卧，徐推儿上，以中指按摩儿肩，去其脐带，方可用力。

或曰：盘肠生是何缘故？曰：用力之过。盖因产母平日气虚，及到临时，用力努挣，浑身气血下注，以致肠随儿下。一次如是，下次路熟，又复如此。若能等待瓜熟蒂落之时，何得有此怪异？

或曰：稳婆不必用乎？曰：既有此辈，亦不能不用，但要我用他，不可他用我，全凭自家作主，不可听命于彼耳。大约此等人，多愚蠢不明道理，一进门来，不问迟早，不问生熟，便令坐草用力。一定说儿头已在此，或令揉肠擦肚，或手入产门探摸，多致损伤。更有一等狡恶之妇，借此居奇射利，祸不忍言矣。每见富贵之家，预将稳婆留在家中，及到临时，稍不快利，前后门户，接到无数，纷纷攘攘，吵成一片，所谓天下本无事，庸人自扰之。但房中只要曾生育过老妪二人，有气力，抱腰女人二名，或一人静以守之。米粥时进，以饱为度。

或问：服药有益无损否？曰：安得无损。鼠兔二丸，大耗气而兼损血，回生丹大破血而兼损气。盖鼠兔例用香窜之药，产时百脉解散，气血亏虚，服此散气药，儿已出而香未消，其损多矣。且令毛窍开张，招风入内，祸不可言。回生丹以大黄、红花为君，其余亦多消导之品，血已耗，而又大破之，多致产后发热等病，遗患无穷。按此方药，古今称为神灵奇宝，尚然如此，其他可知。今所辑胎产前后诸方，皆家常之品，屡经试验者。非世上之方，故公之人世，以广大生之德。

或曰：依此言，世间总无难产者耶？曰：偶亦有之。或因母太虚，胎养不足，血气不完。或母病伤寒之后，热毒伤胎。又或夫妇同房太多，以致欲火伤胎。平日过食椒姜煎炒之物，火毒伤胎。以及跌扑损伤，皆致难产，多令胎死腹中。除此之外，无难产者矣。又有严寒天气，滴水成冰之时，贫家房中，火气微薄，以致血寒而冻，亦令不出。然此亦因临盆早，去衣久坐之故耳。若令拥被安卧，待时而产，岂有此患！

或问：临产时，饮食如何？曰：此时心内忧疑，腹中疼痛，甚至精神疲困，口中失味，全要好饮食调理，但不宜过于肥腻耳。倘不能食，只将鸡鸭汤、肉汤之类，吹去油，澄清频频饮之。若在贫家，岂能办此，白米粥最佳，馄饨亦可，俱能壮助精神，和调气血。人以食为命，岂可一日缺乎？

冬月天冷，产母经血，得冷则凝，致儿不能下，此害最深。故冬月生产，下部不可脱去棉衣，并不可坐卧寒处，务使满房围炉，常有暖气，令产母背身向火，脐下腿膝间常暖，血得暖则行，儿易产也。

盛夏，产妇宜温凉得宜，不可过凉，致增疾病，不可人多，热气逼袭，令产母心烦，热血沸腾，有郁冒冲晕之患。

将产，最戒曲身眠卧，虽甚腹痛，宜强为站立，散步房中，或凭几立，切戒曲腰，以阻儿转舒寻路也。盖儿子寻到产门，被母腰曲遮蔽，再转又再蔽，则子必无力而不能动，决至难产。人见其不动，则谓胎死，其实因无力，而非死也。此时纵有妙药良方，不能令子有力而动，只要补接产母元气，更要心安气和，调理精神，胎元渐复，可保无虞。又有胞水已下，子忽不动，停一二日，三五日者。调补气血之外，切戒忧惧惊恐暴躁。盖惊则神散，忧则气结，暴则气不顺，血必妄行，多致昏闷，知此善调，自然无恙。

凡手先出，名曰横生。足先出，名曰倒生。救法，急令产母仰卧，略以盐涂儿手心、足心，仍以香油抹之，轻轻送入。即便自转顺生，不可任其久出，久则手足青而子伤，难以送入。亦不可妄用催生方药。盖手足之出，非药可治。又切勿误听凶妇，用刀断手，一断，子必腹中乱搅而伤母矣。

或问：试痛何故？曰，儿到七八个月，手足五官全备，已能动弹，或母腹中有火，或起居不时，令儿不安，以此大动而痛。此等十胎而五，不足为奇，只宜照常稳食安眠一二日，自然安静。或痛之不止，用安胎药一二服，自止。此后近有数日，远则月余，甚至再过三四个月才产。人多不知，轻易临盆，终日坐立，不令睡倒，或抱腰擦肚，或用手拖，或用药打，生生将儿取出，母则九死一生，儿则十胎九夭，惨不可言。世间难产，皆此故也。盖胎养不足，气血不全，如剖卵出雏，裂茧出蛹，宁可活乎？只说小儿难养，谁复根究到此。又有受寒及伤食腹痛，不可不知。

或问：何以知其试痛？曰：只看痛法一阵紧一阵者，正生也。一阵慢一阵，或乍紧乍慢者，皆试痛也。

或问：伤食受寒，何以辨之？曰：伤食者，当脐而痛，手按之更痛，或脐旁有一梗。寒痛多在脐下，绵绵而痛，不增不减，得热物而稍缓是也。

或问：将试痛认作正生，其害如此。倘将正生认作试痛，以致过时，不亦有害乎？曰：无害。果当其时，小儿自会钻出，纵或过时，不过落在裤中，生在床上而已，有何大害，而如此谆谆乎。

《大全方》曰：妇人怀孕，有七八个月生者，有一年二年乃至四年而后生者，不可不知。

朱丹溪先生云：产后以大补气血为主，虽有他症，以末治之。

陈无择曰：儿下时，切不可遽然平卧，必须靠坐良久，俟恶露下行，方可安卧。不然，恐血随火上行，奔心入肺，以成危症。又若分娩艰难，劳伤元气，产母垂危，产子已死，急以黄芪、川芎、当归数斤，水煎乘热熏蒸满室，俾产妇口鼻俱受其气。脐带以油纸燃烧断，借其暖气，以接补子母阳气。

枕流子曰：交骨不开，多因用力太早，逼儿头在户口也。但数日不下者，服药后，闭目静养片时，则药入阴分，药始奏功，不然无效。盖开目则气行阳道，闭目则气行阴道。夜虽属阴，不闭目则尚在阳；昼虽属阳，一闭目则气亦入阴矣。保胎以绝欲为第一义，其次亦宜节欲。盖寡欲则心清，胎气宁谧，不特安胎，且易生易育，少病而多寿。

孕已知觉，即宜用布一幅，六七寸阔，长视人肥瘦，约缠两道，横束腰间，直至临盆之时才解去。若是试疼，仍不宜解。盖胎未长成，得此则腰膂有力，些须闪挫，不致动胎。且常令腹中狭窄，及到解开，则腹中乍宽，转身容易。凡觉受胎，一切行动，俱宜小心，不可任意举步，及用力移掇重物，恐防蹉跌。五月以前，根蒂未固，若一遭跌，多有堕落之虞。五月后，至临产，小儿神识初生，魂魄怯弱，母若一跌，儿在腹中，如山崩地陷，神魂飞越，无论胎堕，子母不保。幸而生育，必有胎惊脐风之病，多致夭折。万一成人，恒遭癫痫[①]恶疾，药不能疗。与其生后疼爱，不若胎中保护，慎之慎之。

一受胎后，不可登高上梯，恐倾跌有损，不可伸手高处取物，恐胎伤而子啼腹中。如子腹中啼，但令妊妇鞠躬片时，或俯拾地上钱豆之类，自安。生男生女，夫命所招，与妇何干，倘或连胎生女，不可在旁咨嗟叹息，令其气苦，致病伤生。凡此只宜宽慰为主，又有将女溺死者，忍心害理，后嗣不昌。

产后莫妙于热酒对童便，或腹痛甚，用阳和生化汤，无不愈者。再用马料豆，炒至烟出，用无灰酒淬之。如此三次，去豆饮酒，能治产后七十二症，伤风受寒者尤宜。

或问：产后胞衣不下，乃极恶之症，可以损命，有诸？曰：不妨。不必服药，亦不必惊恐。若胞衣不下，急用粗麻线，将脐带系住，又将脐带双折，再系一道，以微物坠住，再将脐带剪断，过三五日，自痿缩干小而下，累用有验。或以二指，随脐带而上，带尽处，以指连胞向下一捺，恶血覆尽，其衣随手下矣。或觉胎衣不下，产妇用

---

① 癫痫：原作"颠痫"，据《珍本医书集成》本改。

自己头发塞口中，打一恶心则下矣。只要与产母说知，放心不必惊恐，不可听稳婆妄用手取，多有因此而伤生者，慎之慎之。

小产重于大产，一切调理并如产后法。

薛立斋先生云：小产重于大产，大产如粟熟自脱，小产如生采，破其皮壳，断其根蒂也。但人往往轻视，死者多矣。小产数日后，忽然浑身大热，面红眼赤，口大渴，欲饮凉水，昼夜不息，此血虚之症，宜用当归补血汤以补其血。若认作伤寒，而用石膏、芩、连等寒凉之药，则必死矣。

卷四 儿科门

赤子初生，百脉未周，赖母乳哺之。而其肤革未充，精髓未满，恒易招客忤。究其根原，有未离母胎，而已受病者。有既脱母腹，而旋致病者。有变蒸非病，而调护失宜，辗转而成病者。加以痘疹关煞，种种皆病之所丛生。心诚求之，不中不远。今自初生，以及孩提少长，内外主客，各采数方，虽未尽保婴之法，而按症投之，可无横夭。是亦慈幼之一端也。辑儿科。

小儿初生集要十则

小儿初生，先浓煎黄连甘草汤，用软绢或丝绵包指，蘸药，抠出口中恶血气，或不及，即以药汤灌之。待吐出恶沫，然后与乳，能令出痘稀少。

小儿生下，不出声者，急看上腭有泡，即用银簪挑破，丝棉拭去血，勿令入喉，可活。

切①不可断脐，以棉衣包儿，用火纸捻烧脐，待儿气转回，方可断脐。

儿生未乳之前，用淡豆豉浓煎与服，可下胎毒，最妙。乳后亦可服，且能助养脾气，消化乳食。月内，以猪乳哺儿，可解痘毒惊痫，且无撮口脐风之患。

---

① 切：此前原有一"方"字，疑衍，删。

初生小儿，不尿，乃胎热也。取大葱白，切四片，取乳汁半盏，同煎片时，分作四服，即通。不饮乳者，服之饮乳。若脐旁有青黑色及撮口者，不治。

初生小儿，大小便不通，以致腹胀欲死，急令人以开水漱口，吸咂儿前后心，并手足心、脐下七处，凡五七次，以皮红赤色为度，须臾即通。

小儿生下，遍身无皮，用白米粉干扑之。候皮生，乃止。

小儿周岁之内，谓之芽儿。切忌频浴，以致湿热之气郁聚不散，身生赤游丹毒，如胭脂涂染。肿而壮热，毒一入腹，则肚胀哽气，以致杀儿。更有洗后包裹失护，风邪所伤，身生白流，肿而壮热增①寒，鼻塞脑闷，痰喘咳逆，故儿切忌多浴。

凡浴儿时，须四围遮好，谨避风寒，又须掩好肚脐，勿令潮湿。否则风邪入脐，流毒心脾，能致撮口脐风等症。倘脐中有湿，将大红羊绒，烧灰掺上，扎好。或用马齿苋，烧灰敷之。治口疮并效。

小儿忽然惊搐，当令平卧于床席之上，任其牵动，不可抱紧。盖风与痰相激而逆行，筋络间皆有痰流注，定后则仍归于脾胃中。若一紧抱，便凝结不散，醒后多成废人。戒之戒之。

---

① 增：通"憎"。《墨子·非命下》："帝式是增。"毕沅云：增，憎字通。

马兰膏一 治小儿两足红赤，游风流火，如足至小腹，手至胸膛，多致不救。急用此方救之，百不失一。并治大人，两腿赤肿，流火，或湿热伏于经络，皮上不红不肿，其痛异常，病者只叫退热，他人按之极冷，此谓伏气之病。急用此膏搽之，立愈。

马兰头①不拘多少，冬季无叶，取根亦可

上用水洗去泥，捣烂绞汁，以鸡毛蘸汁搽之，干则再换。如颈项腿肋缝中溃烂，以此汁调飞净六一散搽之，即愈。

六一散方二

滑石五钱　朱砂六分　甘草一钱

研末和匀。

金黄散三 治小儿胎毒，赤游丹毒，用生黄蜜调敷。

川黄连　蓝石　寒水石　黄柏　芙蓉叶各五钱　景天郁金各一钱五分　大黄一两

各取净末，研细和匀，外敷内服皆可。内服每服五分，甘草节四分，煎汤和蜜调下。

一方　治胎毒湿烂，用蔷薇花梗，连皮去叶，炙研细末，茶油调敷。

一方　治小儿月内㾹②疮，满头及浑身脱皮者，用多

① 马兰头：即马兰。辛，凉。归肝、胃、肺经。凉血止血，清热利湿，解毒消肿。

② 㾹（guāi乖）：恶疮。《广韵·皆韵》："㾹，恶疮。"

年尿缸内红色砖，焙干为末，或香油或麻油俱可调搽。

一方　治小儿丹毒，用马齿苋，或蓝淀捣敷之。

治撮口方四

穿山甲用尾上甲三片，羊油炙黄色　蝎梢七个

共为细末，人乳调涂乳上，令儿吮之。用厚衣包裹，汗出即愈。

预治小儿脐风马牙经验方五

枯矾　硼砂各二钱五分　冰片　麝香各五厘　朱砂二分

共为末。凡小儿生下，洗浴过，用此药糁脐上，每日换尿布时，仍糁此末，糁完一料，永无脐风等症。

紫芦散六　治小儿竹衣胎瘰。凡无皮脓血淋漓，及胎

中遗毒，赤剥杨梅等疮，并治妇女为丈夫梅疮所过，结毒之气，渐至阴户湿烂，流血不止，沿至产门，外绕肛门，肿硬溃脓，出水不休，疼痛不堪，将此药搽之。每一小便，势必冲去，须要勤搽，渐渐自愈，极验如神。若毒势重者，配入珍珠一钱五分，西黄一钱，其效更捷。

轻白芦甘石①火煅，一两，黄连汁内淬三次，童便内淬四次

大冰头五分　紫甘蔗皮烧存性，取净末　粉口儿茶　赤石脂各

五钱，煅　真绿豆粉要炒燥　厚川黄柏各七钱，以猪胆汁涂炙

七次

上共为细末，用麻油入鸡子黄，煎黑，去黄，候冷调

---

① 芦甘石：即炉甘石。

搽，即愈。假如麻油二两，入鸡子黄一枚，内服解毒丸，方开后。

解毒丸七

西牛黄三分　乳香灯草炒　没药灯草炒，各五分　山茨菇一钱　朱砂　雄黄各七分　麝香一分，取当门子佳

上共研匀，炼蜜为丸，每丸约重三分。每日以金银花煎汤，调服一丸。如欲稀痘，候疮好后，每逢节气日，调服一二丸，出痘必稀。

凡治胎瘰，须过周岁之外，方可搽此药。周岁之内，神气未足，适遇变病，反归咎也。

胎癞八

先用猪胆煎汤，浴净，再用宫粉，水调，涂于碗内，晒干，用艾熏至老黄色，取下为末，绢袋扑之，绝妙。

胎毒害眼九

凡新产小儿，两目红赤，涩闭肿烂不开，以蛐蟮①泥，捣涂囟门，干则再换，不过三次，即愈。或以生南星、生大黄，等分为末，用醋调涂两足心亦愈。

钩藤饮十　治小儿脏寒夜啼，阴极发躁②。

钩藤钩　茯神　茯苓　当归　川芎各一钱　木香四分，煨　甘草五分

姜一片，枣二枚，水煎服。若心经有热，脸红便赤，

---

①　蛐蟮：即蚯蚓。
②　躁：原作"燥"，据《珍本医书集成》本改。

去木香，加朱砂一分，木通五分，赤芍一钱。

当归散十一　治夜啼不乳。

党参五分　当归四分　白芍三分　炙甘草　桔梗　陈皮各二分

白水煎服。

灯花散十二　治小儿夜啼。

灯草不拘多少，烧灰存性，用灯草汤调下，或涂儿上腭。

止汗散十三　治小儿睡而自汗。

旧蒲扇烧灰存性，为末，每服三钱，温酒调下。

婴儿胎疝方十四

凡小儿初生发疝，止见啼哭，不见病形，延至一周两岁始知是疝，诸医不效。用麻枥树上之鸳鸯果一对（其果连树枝取下，可辨真假，一对果可治三人），荔枝核七枚，杵碎，平地木（即多年老树椿根也）三钱，同煎饮，即瘥，亦不再发。

一方　于午日午时，以脚盆盛热水，安于中堂，随抱小儿，将卵放水内一浸，再将小儿在于中门槛上中间一搁，其卵上之水，印痕于槛，将艾丸在槛上湿印处，灸三壮，其卵遂渐收小如故。

惺惺散十五　治小儿伤寒时气，风热头痛，目眵多睡，痰壅咳嗽喘急，或痘疹已出未出，疑似之间。

党参　茯苓　白术炒　甘草　北细辛　川芎　桔梗炒

各等分为末，每服二钱，入薄荷叶五分，水煎服。

异功散十六　止渴消暑，生津补胃。

猪苓　泽泻各三钱　党参　白术　茯苓各五钱　陈皮二钱半　朱砂一钱

上为末，蜜丸芡实大。每服一丸，灯心竹叶汤化下。

七味安神丸十七　治心经蕴热惊悸。

黄连　当归身　麦冬去心，炒　白茯苓　甘草各五钱　朱砂飞，一两　冰片二分半

上为末，白汤浸蒸饼，和豮猪①心血，捣丸黍米大。每服十丸，灯心汤下。

急慢惊风十八　须真正惊风，始用有神效。

用朱砂、轻粉，等分水飞，研细，在秋分后寒露前，取青蒿根内虫（不拘条数，以足和药为度），看其急走缓走，分别记之。捣汁，和上二味为丸如粟米大。急走者治急惊风，缓走者治慢惊风。每岁用二丸，人乳化服，便痰即愈。

千金散十九　治小儿一切惊症。

制胆星　甘草各一钱　天麻　川黄连　朱砂　冰片各二钱　全蝎　僵蚕各钱半　真西黄三分

各取净末和匀，研至无声为度，每服一分，金银汤下。

---

① 豮猪：阉割过的猪。

急救回春散二十　治小儿慢惊、慢脾风症。

远志　白僵蚕　制附子　天麻　干姜　朱砂各八分
白芥子　制胆星　黑甘草各一钱　冰片一分　西黄五厘

各取末，和匀，研极细，每服二分，用金银器，并党参、白术各一钱，真橘红五分，煎汤下，三服有效。

凡小儿急惊，面红气促，痰壅，手足抽搐，无涕泪，而哭声高大。此虽中气不通，而症发于阳，千金散（方见前十九）、惺惺散（方见前十五）、安神丸（方见前十七）可治。如气促，面白，肢冷，时或屡搐，目珠磁瞪，此慢惊也。寒痰风毒，入于胞络，急用回春散治之。又有症名慢脾风者，或因寒邪风毒，入于肝经，致伤脾土，或因攻散之过，肝风内眩，脾胃因虚而寒。其见症也，终日闭目，似睡非睡，鼻微扇，气微急，手足时冷时热，鼻尖冷，虎口纹青黑色，数日不大便，或解粪水，小便清，或混白色，速照方制服，间进六君（即内症二二号香砂六君汤去藿香、砂仁）、理中（方见内症六九）等汤。

保婴丹二一　稀痘。

缠豆藤或黄豆，或绿豆梗上缠绕细红藤是也。于八月生气日择取，阴干听用，二两　荆芥穗　紫草茸　防风去根，酒浸　牛蒡子炒，各一两　升麻盐水炒　甘草去皮，各五钱　天竺黄真者，三钱　真蟾酥　真牛黄各一钱　赤小豆　黑豆　绿豆各三十粒，略炒勿焦　好朱砂用麻黄、紫草、荔枝壳、升麻各等分，同煮过，复以此汁飞过，三钱上另用紫草二两，入水二碗，煎膏至小半碗，入砂糖一大匙，将前各药为细末，同紫草膏，丸如李核大，即以朱砂为衣。于未痘之先，浓煎甘草汤，每磨服一丸，大者二丸。若已发热，用生姜汤磨服。盖被睡而表之，多者可少，少者可无，大有神效。

稀痘仙方二二　是方神验异常。有一人家，上下小儿数十，出痘奇险，惟服此药者，皆得安吉。

青蒿子八十一粒　朱砂三分，净　甘草三钱　绿豆粉真者，一钱

上将青蒿子、甘草二味文火烘干，研水飞细，同朱砂、豆粉和匀，于七月七日清晨，摘带露凤仙花红白各七朵，荷花一朵，荷叶一张，茎一根，绞汁，和入药内，阴干，再研极细。至二分二至，用绿豆、赤豆、黑豆各一钱，薄荷五分，钩藤七枚，红花二分，牛膝一钱，煎汤调下一钱。如不肯服，或加冰糖一钱，或猪腰子、鸡软肝粘末食之。服之数次，痘出自稀。痘发时亦可服二三次，可免伏陷倒塌之患。肝火盛，加绿豆。心火盛，加赤豆。肾有毒，加黑豆。上部不起发，加薄荷。有惊加钩藤。下部不起发，加牛膝。不红活，加红花。是方药无难制，依分两，可数十料一合。后按症加者，照原分两倍之。

胡荽酒二三　辟秽气，使痘疹出快。

用胡荽四两，以好酒二盏，煎一二沸，令乳母口含，喷儿遍身，或喷头面，房中须烧胡荽香，以辟除秽气，能

使痘疹出快。煎过胡荽，悬房门上，更妙。或用枣炙之，儿闻枣香，尤能开胃气，进饮食，解毒气。若起胀之后，则宜避酒气，忌发散，慎不可用。

养血化斑汤二四　治白疹，白痘。

当归身　党参　炙生地各一钱　红花四分　蝉蜕五分

加生姜一片，白水煎，温服。

四味消毒饮二五　治痘疮热甚，毒气壅遏。

党参　炙甘草　黄连　牛蒡子各等分

上为粗末，每服一钱，加姜一片水煎，去渣，不拘时温服。

十二味异功散二六　治元气虚寒，小儿痘疹色白，寒战咬牙，泄泻喘嗽等症。

党参　丁香　木香　肉豆蔻　陈皮　厚朴各二钱半　白术　茯苓　官桂各二钱　当归三钱半　制附子　制半夏各钱半

上每服二钱，姜一片，枣二枚，水煎服。

保婴济痘神丹二七

白豆俗名雀豆，颜色净白似苡米乃佳　赤豆　绿豆各三两，俱连壳，甘草煎汁浸一宿，晒研　蝉蜕去头足净，水飞　银花　元参　生地各二两　荆芥穗　生芪各三两　人中黄一两五钱　归身一两

各取末，用胡荽一两，酒浸一宿，煎汁，跌丸如黍米大，辰砂五钱为衣。每服一钱。初见点时，灯心汤下。贯

脓浆，糯米一撮，煎汤下。初见不起发，馒笼膏三厘，汤下。

痘颗倒陷带火干收蒸法二八

柴胡　真降香　檀香各一两　葱二十茎　全归二两　蒸笼膏五钱

煎汤，加淡黄酒二两，倾浴桶内，将儿置浴桶上，隔被单蒸，日三次。蒸后目微活，渐有啼声，痘粒增长，可望起色，加内服泻毒饮。

泻毒饮二九　治痘粒干收。

大生地　元参　全归各一两　净银花八钱　生甘草五钱　法制半夏三钱

加金汁半酒杯，辰砂一分，冲服。二剂，照前蒸方，两日六次，痘疮复起。贯浆不足，或多破裂，此火有余而气虚也，接服托里益气汤。

托里益气汤三十　治痘浆不足。

净银花　元参各二钱　人中黄五钱　鲜芦根八钱　上黄芪饭锅蒸熟，三钱　柴胡　升麻各四分

照服二剂，再接服后二方。

生地益阴煎三一

元参　银花　赤芍　白茯苓各二钱　归身　甘菊各一钱五分　丹皮八分　生地五钱　生甘草一钱

上方与后方相间服之。可投十余剂，以杜痘后诸患。

参术和脾饮三二

西党参三钱　于术①酒拌，土微炒　银花各一钱五分　橘皮一钱　嫩桑芽七粒，无芽用叶

上方与前方间服。

救逆痘良法三三　痘至七八朝，或十朝，或十七八朝，灰陷倒塌，抓破无血，空壳无浆，目开不食，破损处如焦木灰红，危笃垂死，医皆袖手者。

老白雄鸡冠血不拘多少，多更妙　白酒酿十匙　胡荽汁二十匙

三味搅和，隔汤顿热，徐徐服之。停一时，皮肤红活，即有另发大痘。目复闭，面复肿，其内陷之毒，皆复发出。渐思饮食，初与米饮，次与黄芪粥饮，不必更服他药也。服一次，若未全起，五更时再服一次，必活。倘面红气喘，此痘毒由里达表，不必惊惧，误认变症。

痘疮黑陷三四

凡心烦气喘，妄语见鬼，以不落水猪心血，和冰片（不拘分两，以足和为度）丸如芡实大。每服一丸，用紫草五钱，浸酒一杯，去紫草，用酒化丸，服少顷，下瘀血，神清，疮即红活透出。此医所不能治者，百发百中，神应非凡。

痘烂生蛆三五

用嫩柳叶，铺席上垫卧，蛆尽出而愈。

---

① 于术：白术的别名。

五福化毒丹三六　治胎毒及痘后，头面生疮，眼目肿痛。

生地黄　天门冬　麦门冬　元参　熟地黄各三两　甘草　甜硝①各二两　青黛一两五钱

上为末，炼蜜丸芡实大。每服一丸，白汤，或薄荷汤下。

痘疔散三七

雄黄一钱　紫草三钱

上为细末，胭脂汁调，用银簪脚挑破黑痘，入药在内，极效。

痘疹入目三八

用黑狗耳刺血，滴眼中，其疮自落。

痘后目翳三九

天花粉、蛇蜕，洗焙，等分为末，用羊肝披开，入药在内，米泔煎熟切食，旬日即愈。

痘风眼癣四十

诸药不效者，用蛔虫一条，洗净捶烂，以夏布绞取汁，加冰片少许调搽，随愈。如无蛔虫，取活五谷虫②捣汁，亦可。

①　甜硝：风化硝，即芒硝之去气味而甘缓轻爽者。
②　五谷虫：中药名。为丽蝇科昆虫大头金蝇或其他近缘昆虫的干燥幼虫。功能清热消滞，主治疳积腹胀，疳疮。

痘后耳内腥臭作脓四一

此痘之余也。取银花、甘草浓煎，调人中黄服之。耳内用麻油蘸沁之。

痘后痈毒四二

用赤小豆末，鸡子清涂敷。

风热双和饮四三　　治痧疹初起，发热，微觉恶寒，肌栗，面赤，咳嗽，腹微疼。

葛根　银花叶　丹皮各一钱　紫苏叶　柴胡各八分　麦芽　夏曲　建曲各钱半　赤芍二钱　赤苓三钱　甘草五分

引新荷叶一片，芦根汁半酒杯，干胡荽四分，无新荷叶，用桑芽一钱代之。初见点，投三剂。去柴、葛，加炒荆芥六分，大贝一钱五分，连翘去心，八分，元参二钱，再二剂。苏叶换苏梗八分，炒荆芥换桔梗一钱二分，赤苓减一钱，银花叶换银花一钱五分，赤芍减五分，外加小生地二钱，杏仁泥一钱二分，广皮六分，生谷芽二钱，引去新荷、胡荽，加灯心一分，再四剂。

化虫散四四　　治疳积生虫。

五谷虫一钱，瓦焙干　使君肉五个，切片，焙

等分炒研为末，用红枣，去皮核，煮烂为丸，每末一钱，用枣二枚，每粒重一钱五分。清米饮调服。

一方　治小儿疳积，用鸡内金不落水，剥下，炙灰研细，黄糖拌食，两三次即愈。

一方　用大蟾一只，放瓶内，将纸封口，过七日，再

将鲜活五谷虫洗净，入瓶中，任蟾食尽，炭火煅研为末，蜜丸如梧桐子大。每服三丸，锅焦粉、山楂各五分，汤下。

疳膨食积仙方四五

朱砂三分，为末　朴硝　鸡内金各五钱

共研和，每服三分，人中白四分，煎汤调服。

治猴狲疳方四六

川黄连　甘草各三钱　胡桃七个，连壳打烂

用水煎二次，滤清，熬成膏。每日服四五次，每次四五匙。至重者，二料全愈。

猴子疳方四七

是症从肛门或阴囊边，红晕烂起，渐至皮肤不结靥。若眼梢口旁亦红，不早治，必至烂死。凡有此症，切忌洗浴，只用软绢蘸甘草汤揩净用药，虽延蔓遍身，可救。

绿豆粉一两　臕珠一钱　轻粉一钱五分　冰片二分　西黄一分

研细，将金汁调，鹅毛蘸敷。如无金汁，雪水亦可，甘草、灯草汤亦可，内服化毒丹。

化毒丹四八

元参　桔梗　赤苓各二钱　黄连　龙胆草　薄荷　青黛　连翘各一钱　甘草五分

加灯草二十寸，煎服。

乳母煎药方四九

小儿患猴狲疳，乳母亦宜服药。

川连　木通各五分　银花　赤芍　当归各钱半　甘草
牛膝　黑山栀各一钱　薄荷七分　连翘八分　桔梗二钱

新汲水煎服。

生熟地黄汤五十　治瘄眼闭合不开。

生地黄　熟地黄各五钱　川芎　赤茯苓　枳壳　杏仁去
皮尖　川黄连　半夏曲　天麻　地骨皮　炙甘草各二钱五分

上每服二三钱，引用黑豆十五粒，姜二分，水煎服。

羊肝散五一　治瘄气入眼，并痘后眼胕肿痛羞明。

密蒙花二钱　青葙子　决明子　车前子各一钱，炒

上为末，用羊肝一大页，薄批糁上，湿纸裹，煨熟，
空心食之。

小儿语迟五二

孙真人云：凡小儿四五岁，只会叫人，不能言语
者，以赤小豆研末，酒调，涂于舌下二三次，即能
说话。

小儿头上黄水疮及秃痧神效方五三

松香二两，为末，入葱管内用线扎定，水煮溶化，去葱，候干
黄丹水飞，一两　宫粉炒　无名异①炒，各一钱　轻粉炒，三分

共为细末，香油调搽，极效。

一方　治秃疮，每剃头后，以银匠店中渍银水，热洗一
遍，用猪脚爪煅末，麻油调敷三四次，愈。

---

①　无名异：又名土子、秃子、铁砂等，为氧化物类矿物软锰矿的矿石。
咸、甘，平。功能活血止血，消肿定痛。

烂疮成孔五四

凡小儿，或头面遍身，形似杨梅疮者，用蒸糯米甑上气水滴下，以盘盛取，搽之数日即愈。

小儿软疖五五

用大芋头一个，捣如泥，敷之。

疳疮方五六　若沸满口中，烂穿面孔，诸药不治者，尤效。

用紫荆叶，九月采者佳，炙灰存性，每灰二钱，加冰片三厘，糁上即生肌肉。

马鸣散五七　治走马疳。

人中白即尿缸底白垩也，以物刮取，新瓦盛之，火煅如白盐乃佳，五钱　五倍子生者，一钱，另用一钱同矾煅之　马鸣退即蚕退纸也，火烧过，二钱五分　枯白矾二钱，即用五倍子一钱，入矾于内煅枯者

上为极细末，先以浓米泔水，浸洗疮口，以此吹糁之。

一方　用人龙①在瓦上焙干，研细，加青黛少许，冰片少许，研匀，吹入，即愈。

一方　用陈京墨，煅烟尽，加冰片少许，搽上即愈。

益阴养荣膏五八　治童子痨，初起发热咳嗽，阴虚盗汗，脾胃不香，遗精咯血等症。

---

① 人龙：即蛔虫。

密刺海参、大淡菜、建莲肉、南枣各八两，文武火熬，须昼夜不断火，俟成膏，去渣，每早用一大匙，开水化下，服尽一料，即愈。

小儿健脾丸方五九　治小儿脾胃不健，饮食不香，或嗜食无厌，病后或断乳后失调，俱宜常服。

淮山岳建莲肉　锅焦粉　白术　党参　茯苓各二两　神曲　须谷芽　五谷虫　山楂各一两　鸡内金　广皮各五钱　胡黄连二钱　炙甘草三钱

各取净末，冰糖熬化为如弹子大，日二粒。

附录：《变蒸考》

凡儿生后，必有变蒸之期，其发热吐泻，与病无异。若误认为疾，妄投药饵，以致蒸长之气全消，无疾而成疾，误事不浅。今列其期于下，按期考之，可以知儿之强弱，并无误药之弊云。

凡初生至三十二日为一变，六十四日为一蒸。

人有三百六十五骨，内除手足中四十五碎骨，余止三百二十数。自生下一日，则生十段，十日百段，三十二日，则三百二十段，为一变。

自生下算起，至三十二日一变，而生癸肾脏气，属足少阴经，主身热，面耳骫①俱冷，唇起白泡。六十四日则二变一蒸，而生壬膀胱腑气，属足太阳经，主寒热发而频

---

① 骫（wěi伟）：原指骨端弯曲。此处为末端之意。

喷嚏，呃乳，多嚏，上唇微肿。

九十六日，则三变，而生丁心脏气，属手少阴经，主体热汗出，恐畏虚惊。一百二十八日，则四变二蒸，而生丙小肠腑气，属手太阳经，主浑身壮热。一百六十日，则五变，而生乙肝脏气，属足厥阴经，主掌骨而学匍匐。一百九十二日则六变三蒸，而生甲胆腑气，属足少阳经，主情昏神倦，眼闭不开。

二百十四日，则七变，而生辛肺脏气，属手太阴经，主情思恓惶，而爱多哭。二百五十六日，则八变四蒸，而生庚大肠腑气，属手阳明经，主微利肠鸣而肤热。

二百八十八日，则九变，而生己脾脏气，属足太阴经，主身热吐泻。三百二十日，则十变五蒸，而生戊胃腑气，属足阳明经，主不食腹痛，吐乳微汗。心包经为脏，属手厥阴经，三焦为腑，属手少阳经，二者俱无形状，故不变而不蒸，至十变五蒸既讫，则共三百二十日矣，复有三大蒸焉。

六十四日为一变蒸，积至一百九十二日为一大变蒸，历三大变蒸后，共五百七十六日，变蒸始定，寸脉乃生，可以诊视，儿始成人。

变者，变生五脏，而易其情态也。蒸者，蒸养六腑，而长其骨节也。凡变，始得之一日，以至七日，上唇中心，必有白珠泡子，形如鱼目，白睛微赤，轻则身热有汗而微惊，耳与尻冷，重则壮热，或汗或不汗，脉乱，不食而呕哕，如身与耳尻皆热者，则又兼犯他证。

其变兼蒸者，必上唇微肿，如卧蚕类，身体壮热，或乍热乍凉，唇口鼻干，哽气吐逆而脉乱，或汗，或不汗，不食，时惊，多啼，呪乳。自始得之一日，至十三日，变蒸既足，方无所苦。

其三大蒸者，必唇口干燥，咳嗽喘急，闷乱，哽气，腹疼，身体骨节皆疼，或目上视，时多惊悸，然七日之内有病，但数呵其囟门，勿轻服药。若有不惊不热，无他苦者，是受胎壮实而暗变也。

卷五　奇急门

奇急者何？凡症必审色脉，察表里，而仓猝中不及审察，莫知何经，莫名何症，所以奇，所以急也。不速救，即至不救。故于内、外、妇、儿后，备列急救诸方。症虽奇，而方实庸也，而效自奇也，勿以庸视之。辑奇急。

救自缢　徐徐抱住解下，不得用刀剪断绳，上下安被，放倒，微微捻正喉咙，以手掩其口鼻，勿令透气。一人以脚踏其两肩，以手挽其顶发，常令弦急，勿使纵。一人以手摩捋其胸臆，屈伸其手足。若已僵直，渐渐强屈之。一人以脚裹布，抵其粪门，勿令泄气。又以竹管吹其两耳，用生半夏末吹鼻中，男用雄鸡，女用雌鸡，刺冠血，滴入口中，切不可用茶灌。候气从口出，呼吸眼开，仍引按不住。须臾以姜汤，或清粥，灌令喉润，渐渐能动乃止。此法自旦至暮，虽已冷可活，自暮至旦阴气盛，为难救。心下微温者，虽一日以上亦可活，百发百中。

救溺死　先以刀斡开溺者口，横放箸一只，令其牙衔之，使可出水。又令一健夫，屈溺人两足着肩上，以背相贴，倒驼之而行，令出其水。仍先取燥土或壁土，置地上，将溺者仰卧其上，更以土覆之，止露口眼，自然水气吸入土中，其人即苏。仍急用竹管各于口耳鼻脐粪门内，更迭吹之，令上下相通，又用生半夏末搐其鼻，用皂角末绵裹塞粪门，须臾出水即活。

救冻死 及冬月落水，微有气者，脱去湿衣，随解活人热衣包暖，用米炒热，囊盛，熨心上，冷即换之。或炒灶灰亦可。再用雄黄、焰硝各等分为末，点两眼角，候身温暖，目开气回后，以温酒或姜汤粥饮灌之。若先将火炙，必死。

救压死及坠跌死 心头温者急扶坐起，将手提其发，用生半夏末吹入鼻内，少苏，以生姜汁同香油，搅匀灌之。次取小便灌之。再取东向桃柳枝各七寸，煎汤灌下。

救中恶魇死 不得近前呼叫，但唾其面。不醒，即咬脚跟及拇指，略移动卧处，徐徐唤之。原无灯，不可用灯照，待少苏，以皂角末吹鼻取喷。

一方 凡溺缢魇死，急取韭菜捣汁，灌鼻中。得皂角末、麝香同灌，更捷。

救自刎断喉 自刎者乃迅速之变，须早救之，迟则额冷气绝，不救矣。初刎时，急用油线缝合刀口，即取桃花散掺之（方见后），多掺为要，急以绵纸四五层，盖刀口药上，以女人旧脚带将额抬起，周围缠绕五六转扎之。患者仰卧，以高枕枕在脑后，使项郁而不直，刀口不开。冬夏避风，衣被覆暖，待患者气从口鼻出，以姜五片，人参二钱，川米一合，煎汤或稀粥，每日随便食之。三日后，急解去前药，用桃花散掺刀口上，仍急缠扎，扎二日，急用浓葱汤，软绢蘸洗伤处，挹干，用抿子①脚挑玉红膏（方见外科三三），放手心上捺化，捺伤口，再用旧棉花薄片盖之，外用长黑膏贴裹，周围交扎不脱。近喉刀口两旁，再用膏药长四寸，阔二寸，竖贴两头，庶不脱落。外再用绢带围裹三转，针线缝头。冬月三日，夏月二日，用葱汤洗挹换药，自然再不疼痛，其肉渐从两头长合。内服八珍汤（方见内症十三），调理月余。如大便结燥，用猪胆套法，不可以利药利之。双颏俱断者百日，单断者四十日收功。

附桃花散方

多年陈石灰三两　大黄一两五钱，切片

上同炒至石灰红色，去大黄，研极细备用。

中暑昏眩烦闷欲绝方

取阴凉道上干土，做一圈，围在病人脐外，使少壮撒尿于内，片时即醒。醒后不可进冷汤，须进温米汤。

一方　掘地深三尺，取新汲水，倾入搅浊，名地浆，饮数瓯即解。并解一切恶毒。

中寒厥冷僵仆方

急以绳束葱二斤，切去两头，如饼式，火上烧热安

---

① 抿（mǐn敏）子：又称筢子。妇女梳头时抹油用的小刷子。

脐下，上用火熨之，即苏。或米，或灶灰，炒热布包熨并效。

刮痧方

用青铜大钱一个，系绒线，另碗盛豆油及真烧酒，和匀，将钱蘸油酒，刮手足骨节弯、脉门、前后心、脑后共九处，每处刮七七之数，视其现有紫泡，或紫色斑点，用银针刺去恶血，即苏。但刮时必须避风，恐更袭外邪，变生他症，慎之慎之。

一方　治痧胀，用矾和开水温饮，或灌下，取吐泻而愈。

羊毛痧方

是症所以异于痧胀者，惟于眼角辨之。痧胀目珠青色，羊毛痧多黄色。痧胀指甲多青白色，羊毛痧指甲多紫色。用烧酒抟黄土，慢揉胸腹脐口，加用百沸汤和地浆，候温灌下，可解。

五窍出血方

凡耳目口鼻一齐出血，名曰上虚下竭，死在须臾，不及用药，先将冷水当面喋几口，始系妇人，急分开头发，以水喋之，男子无发可分，用粗纸数层，冷醋浸透，搭在囟门，其血即止。随用炙黄芪一两，当归三钱，沉香五分，加童便半小杯，和服，血自归经，再用调补。

走精黄病方　是症面目俱黄，多睡，舌紫甚而裂，若

爪甲黑者死。

淡豆豉五钱　牛膝一两

煎汁，以帛蘸擦舌，去黑皮一层，再浓煎豉汤饮之。

卒然肚黑方

凡大人小儿，其肚皮骤然青黑色，人事昏迷，此乃血气失养，风寒乘之，所变怪形，真危恶之败症也。急用大青烘燥，研细末（大青多生溪沟旁，叶似火麻叶，草药店多有之。又有小青，叶细，性味相同，功效稍缓），每服一钱五分，以好酒调下，黑退即愈，否则终危。此起死回生之方也。

治截肠方

大肠头拖出寸余，痛苦之极，直候干自退落，又拖出，名为截肠病。若肠尽则不治，但初截寸余可治。用芝麻油，以器盛之，以臀坐之。再用天麻子五钱，煎汁温饮，或用生木耳、槐花各等分，加冰片少许，研细，用麻油调搽。

臀窍出血方

炒甲片，研末罨之。

鹭鸶瘟方　两腮肿胀，憎寒恶热者是。

外用赤豆半升为末，水调敷，或捣侧柏叶敷，薄荷煎浓汤热服。

解毒散　解一切毒，并蛇虎疯犬咬等伤，毒气内攻，眼黑口噤足僵目直，势在垂危等症。

明矾一两　甘草一两

共为末，每服二钱，开水送下，并外擦患处，有起死回生之功。

疯犬咬伤方 咬伤额角及人中、虎口，不治，七八岁者不治，男三十日后不治，女二十七日后不治。上部难治，下部易治。

天南星取白而光者　防风各切碎，炒研，等分

和匀，每服三钱，日二服。若到第七日，毒气已聚腹中，于半饥时，以滚水拌药，陈酒送下，微醉，卧床出汗，大便中放出血块而愈。外用温茶洗，杏仁不拘分两，去皮尖，同黄砂糖捣敷。要禁止色欲，忌食牛、羊、猪、鸡、鱼、虾、海味、生冷、油腻、面食、烧酒、赤豆、蚕豆、角豆、茅笋、香菌、茄子、葱蒜、辛辣，一切发风动气之物，及锣鼓声，以百二十日为度。若犯前禁，复发无救，慎之慎之。

凡疯犬咬伤，最怕七日一发。发时形状天本无风，病者但觉风大，要入幔蒙头躲避，此非吉兆。过三七之日，无此畏风情形，方为可治。如被咬时，即至无风处，以小便洗净齿垢，敷以杏仁泥，当即服韭菜汁一碗，隔七日再服一碗，于四十九日内，共服七碗。凡春末夏初，适犬发狂，人被咬者，无出上法。更须忌盐、醋百二十日，一年内须忌猪肉、鱼腥，终身忌狗肉、蚕蛹，方得保全，否则十有九死。如误服斑蝥，以致小便疼痛，急用凉水调六一散（见幼科二）三钱，服之二三次，痛止。

治毛窍节次出血 少间不出，即皮胀如臌，口鼻眼目俱胀合，病名脉溢。用生姜汁二大匙，加北五味子三钱，当归一钱五分，水煎服，立瘥。

治遍身忽肉出如锥 既痒且痛，不能饮食，此名血拥。若不早治，溃而脓出。以葱管青皮，煎汤淋洗，再用豆豉五钱，煎汤频饮，即瘥。

治身上及头面上浮肿 如蛇伏状者，用雨滴磉阶上苔痕水化噙之，蛇形立消。

治腰间忽起红泡 名白蛇缠腰。若不早治，被其缠到，不救。急用蛇壳一条，烧灰存性，厕坑板上浮泥，刮下同研细，童便调敷数次，即愈。

治眼见诸般飞禽走兽 以手扑捉则无，乃肝胆邪火为患。以枣仁、羌活、元明粉、青葙子花各一两，共为末，每服二两，水一碗，煎至七分，和渣饮之。一日三服，愈。

治鼻中毛 昼夜可长一二寸，渐渐粗圆如绳，痛不可忍，虽忍痛摘去一茎，后即更生，此因食猪血过多所致。用乳香灯草拌炒、卤砂研末各一两，以饭为丸如桐子大，临睡时开水送下十粒，自然脱落。

人忽然手足心齐凸肿硬 此心脾肾三经，冷热不和所致。以花椒、盐、醋敷之，即愈。

手十指节断坏惟有筋连 皮内虫行如灯心，长数尺，遍身绿毛，名曰血余。以茯苓五钱，胡黄连一钱，煎饮之，自愈。

凡指爪抓伤面目，以橄榄核磨水，搽之过宿，则无痕迹。

人咬伤痛　用荔枝核焙研，筛细糁之，外用荔肉盖贴，虽落水亦不烂，神效。再用青州柿饼一个，令人漱口洁净，将饼咀烂，盛净瓷器内，饭锅上再蒸极烂，敷患处，三日全愈。

咬破牙黄入内　必至糜烂，急用人尿浸二三时，洗出牙黄，再照前方敷糁，神效。

咬伤指头，久则手指脱烂，急用热尿入瓶，将指浸之，一夕即愈。如烂用夹蛇龟壳，烧灰敷之。

误断指头，用降香细末糁之，包以丝棉，七日不可落水冒风，不必再换，一次即痊。

箭头针刺入肉不出　用草麻子去壳，捣烂敷之，痒即出。

又方　用巴豆仁略炙，与蜣螂同研涂之。痛定，觉微痒，待痒不可忍，便摇动拔出，以定痛生肌散（见跌打损伤类四）敷之。

竹木瓦刺入肉内不出者　用煨鹿角末以水调敷之，立出。久者不过一夕即出。

又方　用大活虾七个，捣烂涂之，一时刺随虾出。

鬼箭打　用山栀七个，炒，桃头七个，面炒，共擀饼贴患上，次日取下，作七丸，投炭火，烧响，即愈。

重物压打　青肿紫赤血痕疼痛，用苏木煎汁，磨真降香涂之。不可落水，连搽数日，其肿消散，即愈。此药军中宜多备，以治刀斧损伤，大妙。

　　汤炮火烧　用蚶子壳，煅研细末，配冰片少许，如湿处燥敷，干处麻油调搽，数次收功，真神方也（蚶子壳一名瓦楞子）。

　　汤烫火烧油烙　用鸡子清磨上好京墨涂患处，上用三层湿纸盖之，则不起泡，觉冷如冰水极妙。

　　烫火伤　用醋调黄土敷之，效。

　　热酒烫　用陈米炒焦为末，黑糖调敷，立效。

　　铳子入肉　用蜂蜜不拘多少，冲好酒饮，醉即出。如无，用黄蜡亦可。

　　一方　用旧销银罐，同水银研入患处，其铅即化，随水银出。

　　误吞金器　胸膈痛不可忍，以羊颈骨煅末，每服三钱，米饮下。过夜，其器即随大便取下，此格物之妙方也。

　　误吞金银　用真轻粉五钱，研细末，水调下，能令金银从大便出。

　　误吞铁物　用烧栎炭带红研细，以沙糖调服二三钱，立愈。

　　误吞铜物及铜钱　多食荸荠、核桃，自能消化。

　　误吞针　用米饮调炭末三钱。

误吞木屑　抢喉不下，用铁斧磨水灌下，效。

碗片入腹　用羊脚骨五钱，炙灰研细，置土地下，冷透，开水送下。

磁锋嵌脚　用三角白果，去壳衣心，不拘多少，浸菜油内，用时捣饼贴之，再易而愈。如多年烂者，敷之易愈。初烂者，以生白果肉，捶烂罨伤处，亦愈。

骨鲠　用乌梅肉、五倍子各等分，捣烂为丸弹子大。每服一丸，含口内，其骨自化。

骨鲠在咽　痛不可忍，不能饮食，垂危者，用栗子着肉衣五钱，研，乳香二钱，研，鲇鱼肝一个，捣和为丸绿豆大。以线一根，粘线头于丸内，患者将丸坠至喉间，含片刻，引之，其骨自出。

诸般骨鲠　用象牙屑，以新汲水一盏，浮牙屑水上，吸之，骨自下。

天丝入目　用木梳垢，不拘分两，为一丸。放眼角边即出。或刺手指血，涂眼内，将灯草在眼睛上轻轻卷之，即有血筋缠灯草上，须再涂再卷，卷尽血筋，即能止痛。

鸡冠子落眼中　急仰卧，研浓墨，滴眼中，须臾随墨水眼泪流出。

毒蛇咬　先吃麻油二碗，令毒气不随血走，然后用土贝母五钱为末，酒调服，令患者尽醉，少时酒化为水，从伤处流出。候水流尽，将贝母渣敷疮口。虽伤重垂死，服之可活。

又方　用凤仙花一株，连根叶，入独囊大蒜一个，又入人涎唾，同捣烂，空伤口围之，毒水立时吊出，即愈。

被虎咬抓伤　以蚕豆叶捣敷。如无叶时，以枯蚕豆水浸软，连皮捣敷，亦妙。

猢狲抓伤溃烂　以金毛狗脊，焙研末掺之。或麻油调搽，立愈。

马咬伤溃腐　以马齿苋一握煎汤，日日服之，以愈为度。疮口以打马鞭子，或笼头索烧灰掺之，即愈。其毒入心者，此二方亦效。

猪咬溃烂　以龟板炙研细，麻油调搽，立愈。

猫咬或抓伤　以薄荷捣汁，或研末，搽糁渐愈。

鼠咬　用吴萸擦猫鼻，取涎涂之。或以猫毛烧灰，香油调搽，愈。

蜈蚣咬　用鸡冠血涂之。或用一大蜘蛛，置患处，自吮其毒。

又方　用生甘草末，生蜜调搽。或用伞纸烧烟，熏患处，并效。

诸虫咬　用生甘草末，生蜜调搽，立效。

蝎子伤　用杏仁七粒，葱白三寸，捣烂，津唾调敷，立愈。

蝎子螫　用蜗牛（即蜒蚰虫）捣涂，或用生半夏水磨敷，俱效。

蜈蜂叮刺　宜急口嚼栗子敷之。或用生芋艿，或芋梗叶擦之，立能止痛。

壁镜①咬　毒人多死，以桑柴灰水，煎三四滚，滤汁，调白矾敷之，立瘥。

蝎蜴刺人毛飞入肉　作痛，先以水涂患处，随用马齿苋捣烂敷之，一二次即愈。或以熟蜜搽之，亦效。

壁虎入耳　以鸡冠血滴耳内，即出。

壁虎咬　用大黄、醋磨搽。

臭虫入耳　以鳖甲烧烟熏耳，其虫立死，无害。过后可服菊花汤两三日，以杜火气之患。

诸虫入耳　用皂角末吹入耳中，或以菜油滴耳内，并效。

中蜘蛛毒　遍身发肿，饮靛青汁，即解。将蜘蛛投入靛汁，即化为水。

中天蛇毒（天蛇，即草间黄花蜘蛛是。或遭其毒，又为露水所濡，因至通身溃烂，号呼欲绝，有肿起处，以钳拔之如蛇，凡取十余条而病不起）　用秦皮煮汁饮之。日服五七次，多服乃效，服之三日愈。

受蚯蚓毒　形如麻风，须眉脱落，或夜间被内作鸣，急用盐汤或石灰汤，净洗。若小儿受之则卵肿，用盐汤洗，以鸭血涂之。或用火筒吹肿处，皆验。

蚕啮人毒入肉中　令人发寒热，以苎麻叶捣汁涂之。

---

①　壁镜：即壁钱。蜘蛛的一种。

诸色恶虫咬伤 用姜汁先洗患处，再用明矾、雄黄为末，擦之。

中诸毒 凡觉中毒，即以生豆试之，不闻腥气即是。

解砒毒 用绿豆粉四两，黄泥四两，筛净，将两味研极细，用鸡子清调匀，仍用绿豆泡水，煎汤和服，以醒为度。

服砒未久者 取鸡蛋二十个，打入碗内，搅匀，入明矾末三钱灌之。吐则再灌，吐尽便解。如服久者，不能吐出，急用黑铅四两重一块，用井水于石上磨汁，旋磨旋灌，灌尽则愈。即先吐出，亦宜以铅汁，解其余毒。

又方 以热鸭血灌，或粪清灌，或甘草汁，蓝汁灌，或用白蜡末三钱，调鸡子清三五枚灌，俱效。

又方 仓猝间，急以清油多灌之。

又方 用荆芥四两，煎浓汤服下，即愈。

中水银毒 饮以地浆水，立愈。

中铅粉毒 以沙糖调水服，或捣萝卜汁饮之。

中轻粉毒 有至角弓反张者，用生扁豆水浸一时，漉起，捣取汁，和地浆饮之，即愈。

误食银硝 渐烂肠胃，延日垂死。用饴糖四两，熬作丸，不时以麻油送下。服完，再合，须至百日，无患。

解盐卤毒 用生豆腐浆灌之，再以鹅翎绞喉，探吐即活。

又方，急灌米泔水几碗，或生黄豆浆亦可。势垂危者，以活鸡或鸭两三只，断去头，塞于口中，以热血灌下，可解。

误食桐油　呕泄不止，急饮热酒，即解。

烧酒毒　用白萝卜汁，或热尿灌之。或用锡盖气水一杯灌下，即解。

烧酒醉死　急用生蚌沥水灌之，或取井底泥罨心胸，或以新布蘸浸新汲水罨之，热则再易。

中面毒　饮生萝卜汁，即解。

中花椒毒　气闷欲绝者，以地浆水解之。

过食白果　多成风醉，用白鲞头煎汤服，服一二次，愈。

中野蕈毒　急取鲜银花藤叶，捣取汁，生饮。如无鲜银花，取干者，煎浓汁饮之。如误食枫树上蕈，令人笑不止，以地浆解之。

中钩吻毒（钩吻，生池旁，似芹菜，惟茎有毛，以此别之。俗名毛脚鸭儿芹）　中其毒者，用桔梗八两，水六升，煮取二升，分两次温服，即解。

中半夏毒　满口疼痛，火热，饮食难下，诸医不效。用老生姜汁半杯，忍疼呷下，候片刻，辣性已过，其毒即解。

中巴豆毒　症见口干面赤，五心烦热，下利不止，用绿豆煎汤，冷服即愈。或芭蕉根叶，捣汁饮之，利止而安。或用大豆一升煮汁饮，亦可。

中附子毒 饮生绿豆汁，或用田螺捣碎，调水服，即解。

误食木鳖子 发抖欲死，急用香油一盏，和白糖一两，灌之。

中断肠草毒 服热羊血碗许，总宜吐尽为妙。

又方 用生鸡子二三枚，吞下，急以升麻汤灌吐，即效。

凡人家园圃，豢养仙鹤，其鹤或傍树枝，或卧丛草，将头搔痒，遗有顶毒，粘在树草间，人或不知，适以手摸脚踏，立时赤肿，疼痛异常，急以青松毛和糯米饭同捣，敷之立瘥。

中斑蝥毒 腹痛呕吐，烦躁欲死，以生鸡子清三四枚，灌下。

解诸药毒 用蚕蜕纸烧灰研细，每以一钱，冷水调下，少顷再服。虽面青脉绝，腹胀吐血，服之立效。亦治牛马误食蜘蛛，腹胀欲死。

百毒所中 用绿豆，甘草等分，水煎服，可解。

验下蛊中毒 令病患含一黑大豆，豆胀皮脱者是。凡嚼黑大豆不腥，白矾味甘，皆中毒也。浓煎石榴皮根饮之，吐出活虫即解。

中牛肉毒 用乌桕树根皮，酒煎服。或野菊花，连根捣汁服。

中河豚鱼毒 用橄榄汁，芦根汁，粪清饮之，俱可解。

中蟹毒 用紫苏煮汁解之。或藕汁，蒜汁，亦妙。

食毒鳖 饮蓝汁数碗，或靛青水，亦妙。

误食蚂蝗子 肚疼黄瘦，减食，用田中泥一两，加雄黄二钱为丸，分作四服，白滚汤送下。其虫入泥，随大便出，即愈。或急取地浆饮之亦妙。

吞蝼蚁成漏不合 用川山甲，炙，研敷。有妇人项上忽肿一块，渐至乳上，偶用刀破肿处，出清水一碗，日久疮不合，此蚁漏也。如法敷愈。

中老汁物毒 必生痈疽发背，常饮松萝茶即解。

总 书 目

I

本　草

淑景堂改订注释寒热温平药性赋

方　书

医便

卫生编

袖珍方

仁术便览

古方汇精

圣济总录

众妙仙方

李氏医鉴

医方丛话

医方约说

医方便览

乾坤生意

悬袖便方

救急易方

程氏释方

集古良方

摄生总论

摄生秘剖

辨症良方

活人心法（朱权）

卫生家宝方

见心斋药录

寿世简便集

医方大成论

医方考绳愆

鸡峰普济方

饲鹤亭集方

临症经验方

思济堂方书

济世碎金方

揣摩有得集

呕斋急应奇方

乾坤生意秘韫

简易普济良方

内外验方秘传

名方类证医书大全

新编南北经验医方大成

临证综合

医级

医悟

丹台玉案

玉机辨症

古今医诗

本草权度

弄丸心法

医林绳墨

医学碎金

医学粹精

医宗备要

医宗宝镜

医宗撮精

医经小学

医垒元戎

证治要义

松厓医径

扁鹊心书